早期教育、婴幼儿托育服务与管理专业系列教材
"互联网＋"新形态一体化教材

婴幼儿抚触与按摩

主编／刘　芳

张婷婷

王诗涵

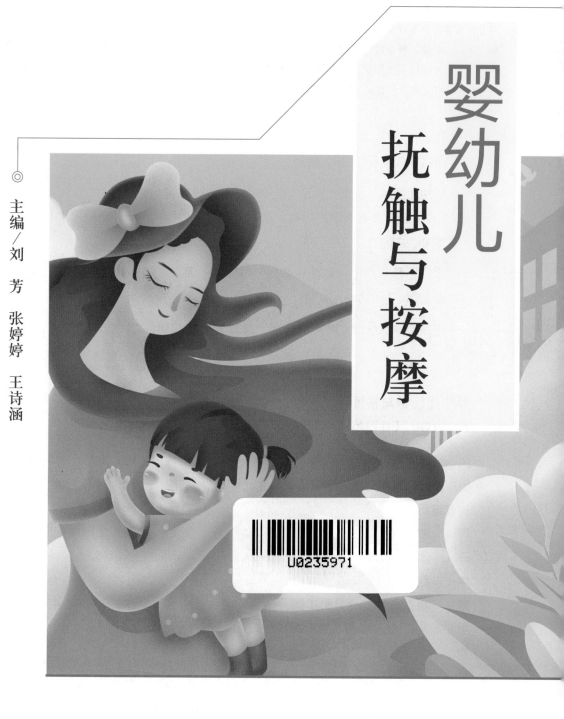

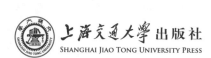

上海交通大学出版社
SHANGHAI JIAO TONG UNIVERSITY PRESS

内容提要

　　"婴幼儿抚触与按摩"作为早期教育和婴幼儿托育服务与管理专业的选修课程,旨在使学习者较为系统地掌握婴幼儿抚触与按摩的基础知识和基本方法,具备一定的通过抚触与按摩提高婴幼儿健康水平的能力。本书共分为六章,主要包括婴幼儿生长发育基础知识、婴儿抚触与婴儿操、中医对婴幼儿生理病理的认识、婴幼儿推拿基础知识、婴幼儿日常保健按摩和婴幼儿常见病症的按摩方法。本书在章节学习内容的选择方面注重实用性、科学性、权威性和前沿性。本书既可作为早期教育和婴幼儿托育服务与管理专业的教材,也可供婴幼儿抚触与按摩学习者参考使用。

图书在版编目(CIP)数据

　　婴幼儿抚触与按摩 / 刘芳,张婷婷,王诗涵主编

.—上海:上海交通大学出版社,2022.9(2023.4重印)

　　ISBN 978-7-313-27417-5

　　Ⅰ.①婴…　Ⅱ.①刘…②张…③王…　Ⅲ.①婴幼儿

—按摩　Ⅳ.①R174

　　中国版本图书馆 CIP 数据核字(2022)第 164218 号

婴幼儿抚触与按摩

YINGYOU'ER FUCHU YU ANMO

主　　编:	刘　芳　张婷婷　王诗涵	地　　址:	上海市番禺路 951 号
出版发行:	上海交通大学出版社	电　　话:	6407 1208
邮政编码:	200030		
印　　制:	北京荣玉印刷有限公司	经　　销:	全国新华书店
开　　本:	787mm×1092mm　1/16	印　　张:	15
字　　数:	300 千字		
版　　次:	2022 年 9 月第 1 版	印　　次:	2023 年 4 月第 2 次印刷
书　　号:	ISBN 978-7-313-27417-5		
定　　价:	52.00 元		

编写委员会

主　编　刘　芳　张婷婷　王诗涵

副主编　郑娟娟　张蔚然　王美云　于　星

编　委　王　华　仇雅琳

Foreword 前言

　　抚触与按摩可以提升婴幼儿的健康水平,可帮助学生为顺利展开婴幼儿托育和早期教育打下坚实的基础。"婴幼儿抚触与按摩"作为早期教育和婴幼儿托育服务与管理专业的选修课程,旨在帮助学生掌握系统的婴幼儿抚触与按摩的基础知识和基本方法,使学生具备通过抚触与按摩提高婴幼儿健康水平的能力。

　　本书深入贯彻党的二十大报告明确提出的优化人口发展战略,建立生育支持政策体系,降低生育、养育、教育成本;传承中华优秀传统文化,不断提升国家文化软实力和中华文化影响力;推进教育数字化,建设全民终身学习的学习型社会、学习型大国的要求,聚焦"幼有所育、学有所教"方针的落实,充分利用数字化资源,着力提升婴幼儿照护相关专业学生的婴幼儿抚触与按摩技能,继承和发扬中医传统文化,坚定文化自信。

　　本书包括"婴幼儿生长发育基础知识""婴儿抚触与婴儿操""中医对婴幼儿生理病理的认识""婴幼儿推拿基础知识""婴幼儿日常保健按摩"和"婴幼儿常见病症的按摩方法"六个章节。在编写体例上,每章开头设有"学海导航"和"结构导图"两部分内容,力图帮助任课教师和学生清晰地了解章节的重点学习内容和知识之间的逻辑关系,运用合适的教学方法或学习方法,有针对性地教授或把握每个章节的重点学习内容。每章节的学习内容前面导入了案例或其他资源,以激发学生的学习兴趣。在学习内容的选择方面,本书注重实用性、科学性、权威性和前沿性,以满足学生的学习需求。在学习内容设计方面,通过"阅读卡片"等形式提供多样化的学习资源。每个单元的结尾部分都设有基础知识巩固、典型案例分析和实训操作练习，以巩固学习效果。

本书落实立德树人根本任务，贯彻《高等学校课程思政建设指导纲要》精神，将专业知识与思政教育有机结合，推动价值引领、知识传授和能力培养紧密结合。

本书由济南职业学院的刘芳主持开发、确立教材体例和章节内容，由刘芳、张婷婷和王诗涵担任主编，郑娟娟、张蔚然、王美云、于星担任副主编，刘芳负责书稿的修改和统稿工作。本书各单元编写分工如下：第一章由济南职业学院的张婷婷和仇雅琳共同编写；第二章由济南职业学院的张婷婷和王诗涵共同编写；第三章由济南职业学院的刘芳、王诗涵、张蔚然共同编写；第四章由上海中医药大学的郑娟娟编写；第五章由济南职业学院的刘芳和济南市儿童医院的王美云共同编写、第六章由济南职业学院的刘芳、东营市经济技术开发区东凯第二小学的于星老师和济南职业学院的王华老师共同编写。

本书可作为早期教育专业、婴幼儿托育服务与管理专业和学前教育的专业教材，也可作为托幼机构从业人员的参考用书，同时适合0~6岁婴幼儿的家长进行学习。

本书在编写过程中，引用了诸多国内外的相关专著、教材和论文，在此向相关作者表示感谢！本书所使用的图片多数已得到了原作者的支持，但仍有少数作者由于信息不详，暂时未能联系上。敬请这些作者与我们联系，我们将及时支付版权费用并寄赠样书。本书在编写过程中得到了出版社编辑的大力支持，在此一并表示感谢！

此外，本书作者还为广大一线教师提供了服务于本书的教学资源库，有需要者可致电13810412048或发邮件至2393867076@qq.com。

编　者

2021 年 12 月

Contents 目录

第三章 中医对婴幼儿生理病理的认识 ………… 58

第四章 婴幼儿推拿基础知识 ……………… 91

第五章　婴幼儿日常保健按摩 ･････････････134

第六章　婴幼儿常见病症的按摩方法 ··········· 153

第一章　婴幼儿生长发育基础知识

学海
导航

（1）了解婴幼儿年龄阶段的划分。

（2）掌握不同月龄段婴幼儿生长发育特点。

（3）理解婴幼儿生长发育特点和婴幼儿抚触与按摩的关系。

结构
导图

- 婴幼儿生长发育基础知识
  - 婴幼儿年龄阶段划分
    - 婴儿（0~1岁）
    - 幼儿（1~3岁）
    - 学龄前儿童（3~6岁）
  - 不同年龄段婴幼儿的生长发育特点
    - 运动系统
    - 呼吸系统
    - 消化系统
    - 循环系统
    - 神经系统
    - 泌尿系统
    - 内分泌系统
    - 免疫系统

　　我们发现在现实生活中，每到换季的时候，感冒的孩子就多了起来。阿英的孩子今年才 1 岁，可是一个月来已经感冒 3 次了。阿英急着要带孩子去医院就诊，可孩子的奶奶却觉得感冒不是严重的病，给他吃点"小儿感冒冲剂"就行了，让阿英不要小题大做。阿英觉得也有道理，以前也听人说过，小孩子要是没有感冒或发热这些小毛病，还不容易产生抵抗力呢！可是从这以后，孩子每个月都要感冒一两次，3 个月下来，孩子面色苍白、食欲减退，体重一点都没有增加，阿英这才急了起来，立刻带孩子去医院看病。医生给孩子又是验血，又是照 X 光片，还做了一些其他检查，最后医生的诊断是反复呼吸道感染。阿英在医生的指导下给孩子用药，在生活上悉心照料着孩子，过了两三个月，孩子的身体才慢慢恢复过来。

问题 • **以上案例对我们进行婴幼儿保育工作有什么启示？**

　　分析 • 婴幼儿具有不同于成人的生长发育特点，我们一定要针对婴幼儿生长发育特点进行相应的保育工作，这样才能达到事半功倍的效果。

第一节 | 婴幼儿年龄阶段划分

按照临床工作的不同目的，婴幼儿的年龄有不同的分类方法，如按实际年龄、生理年龄、心理年龄和社会年龄等进行分类。

📖 **阅读卡片**

婴幼儿的不同年龄分类

一、实际年龄

实际年龄即年代年龄或者时序年龄，也称为日历年龄或生后年龄，为出生后按日历计算的年龄。实际年龄是最常用的计算婴幼儿年龄的方法，一般以日、周、月、年表示。

二、生理年龄

生理年龄又称为生物年龄，用婴幼儿生理功能或解剖学的发育水平估计婴幼儿的生理年龄，可用来预计婴幼儿个体的发育状况，如骨龄、齿龄、矫正后的早产儿年龄等。

三、心理年龄

心理年龄是心理学"智力测验"中的术语，反映个体婴幼儿的感知、情感、注意（观察）、记忆、思维（分析、理解、推理、判断、概况等）、想象（创造）、语言和操作技能等神经系统解剖的成熟状况。将根据标准化智力测验量表获得的心理学年龄与实际年龄比较，可了解婴幼儿的智力发育水平。

四、社会年龄

社会年龄代表婴幼儿在社会环境中的能力，特别是与他人合作与分享的能力，可以用婴幼儿的适应性行为判断其社会年龄。婴幼儿的社会年龄常常通过父母或其他关系密切的成人的问卷来获得。

资料来源：黎海芪．实用儿童保健学[M].北京：人民卫生出版社，2016：31-33.

在本教材中，我们主要根据实际年龄进行分类，将0~6岁的婴幼儿划分为婴儿（0~1岁）、幼儿（1~3岁）和学龄前儿童（3~6岁）。

一、婴儿（0~1岁）

婴儿指0~1岁（12月龄）的儿童，具体包括新生婴儿（0~4周）和新生期后婴儿（4周龄~12月龄）。

（一）新生婴儿

胎龄 37~40 周的新生婴儿为足月新生婴儿（见图 1-1），不足 37 周龄出生的胎儿为早产婴儿。早产婴儿出生后矫正胎龄的计算方法为实际年龄减去提前出生的周数，如一个胎龄 32 周出生的早产婴儿，矫正后年龄的计算方法为：12 月龄 –（40 周 –32 周）÷4 周 =10 月龄。因此，早产婴儿的矫正年龄与实际年龄是两个不同的概念。早产婴儿在 3 岁后不再矫正胎龄。

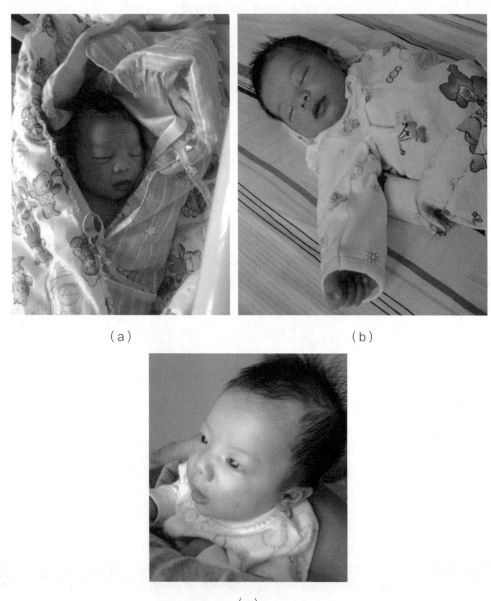

（a）　　　　　　　　　　　　　　　　　（b）

（c）

图 1-1　足月新生婴儿

（a）出生第 1 天的婴儿；（b）出生第 12 天的婴儿；（c）出生第 28 天的婴儿

（二）新生期后婴儿

新生期后婴儿指 4 周龄 ~12 月龄的婴儿，这一时期是儿童生长发育最快的时期。新生期后婴儿各系统器官的生长发育持续进行，但仍不成熟，如消化系统难以消化过多食物，容易产生消化紊乱和营养不足的情况。婴儿体内来自母体的抗体逐渐减少，自身的免疫功能尚未成熟，抗感染能力较弱，容易发生感染或患上传染性疾病。

> 📖 **阅读卡片**
>
> **新生期后婴儿发展的主要特点**
>
> 一、年龄越小，生长速度越快。婴儿时期的发展速度是最快的，但生长速度不是直线上升，而是有阶段性的。例如：1~3 个月时以周为单位计算；4~6 个月时以 3 个月为单位计算；6~12 个月时以半年为单位计算。
>
> 二、婴儿生长发育有一定的顺序和方向，不能越级发展。例如，婴儿阶段身体和运动机能的发展遵循从头到足的规律。
>
> 三、婴儿时期要完成从自然人到社会人的转变，从一个毫无生活自理能力的自然人，初步转变为能适应社会生活的社会人。
>
> 资料来源：人力资源和社会保障部 中国就业培训技术指导中心.育婴员 [M].北京：海洋出版社，2009：14.

二、幼儿（1~3 岁）

幼儿（见图 1-2）指 1~3 周岁的儿童。幼儿体格生长发育速度稍稍减慢，行为发育迅速，运动能力、语言能力和社会交往能力逐步提升。与此同时，幼儿的自我意识增强，喜欢说"不"。此时幼儿的消化系统功能仍不完善，对营养的需求较多，处于继续向成人的饮食模式转变的阶段。

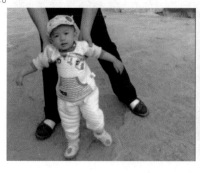 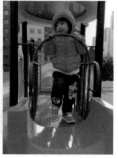

（a） （b）

图 1-2 幼儿照片

（a）1岁1个月的幼儿；（b）2岁3个月的幼儿

三、学龄前儿童（3~6岁）

学龄前儿童（见图 1-3）指 3~6 周岁的儿童。这一时期儿童体格生长发育处于稳步增长的状态，心理发育迅速，社会交往范围逐步扩大，求知欲强，生活自理能力和社交能力逐步提升。

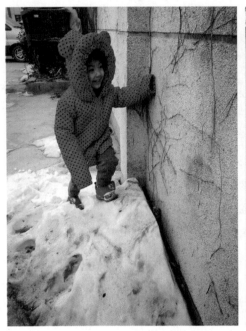

（a）

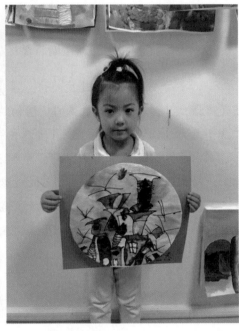

（b）

（c）

图 1-3　学龄前儿童的照片

（a）3岁5个月的儿童；（b）4岁1个月的儿童；（c）5岁4个月的儿童

|第二节| 不同年龄段婴幼儿的生长发育特点

生长是指儿童整体和各器官的增长，是量的改变；发育是指细胞、组织、器官功能的演进与成熟，是质的改变。两者密切相关，不能截然分开。儿童的生长发育是由量变到质变的复杂过程，具有连续性、阶段性、不平衡性、一般规律性和个体差异性四大特点。[①]

需要说明的是，儿童在每个年龄阶段的特点各不相同，但又互相联系；既有明显的差别，又不能截然分开，由一个年龄阶段过渡到下一个年龄阶段，儿童各方面的发展有一定的先后顺序，但并非平均或等速。

进行抚触与按摩时，必须以婴幼儿的生理解剖特点和生长发育规律为科学依据。婴幼儿正处于迅速生长发育的过程中，各组织、各器官和系统都有不同于成人的特点，只有在了解这些特点的基础上进行抚触与按摩，才能真正促进婴幼儿身心的健康发展。

下面主要介绍婴幼儿运动系统、呼吸系统、消化系统、循环系统、神经系统、泌尿系统、内分泌系统和免疫系统的特点。

一、运动系统

运动系统由骨、骨连接和骨骼肌三部分组成。骨骼肌借助两端的肌腱附着在相邻的两块骨骼上，在神经系统的调控下，以活动的骨连接为支点，进行有节律地收缩与舒张，从而引起骨的相对运动，产生各种动作。一个动作的完成通常是多块骨骼肌有机配合的结果。

婴幼儿运动系统的特点如下。

（一）骨骼的坚韧度较小，容易弯曲变形

骨由骨质、骨髓和骨膜三部分组成。骨质分为骨密质和骨松质两种。骨密质结构致密坚硬，抗压能力较强，分布在骨的外围和长骨的骨干部分。骨松质在骨的内层和骨的两端，结构疏松，弹性较大。骨髓填充在骨髓腔（骨的中空部分）以及骨松质的空隙里，有造血功能。骨膜是骨表面一层较薄的结缔组织膜，内有丰富的血管和神经，对骨有补充营养的作用。在骨膜内有成骨细胞，负责骨的生长和再生。

婴幼儿骨骼有机物含量多，无机物含量相对较少，因此，骨骼比较柔软，在外力作用下容易变形。

---

① 中国就业培训技术指导中心. 育婴员（基础知识）[M]. 北京：中国劳动社会保障出版社，2013：16.

（二）关节连接较松弛，容易出现损伤

骨连接包括直接连接和间接连接（即关节）。直接连接指通过骨、软骨或结缔组织相连接，如胸骨与肋骨的连接等。间接连接又被称为关节，主要依赖韧带等致密结缔组织，如四肢骨之间及躯干骨之间的连接。

婴幼儿的关节窝较浅，关节囊及周边韧带较松弛，肌肉纤维不够粗壮。因此，关节的伸展幅度和活动范围比成人大得多，肢体运动比较灵活，可塑性较强，但与此同时，婴幼儿关节的牢固性比较差，特别是肩关节、肘关节和髋关节在外力作用下，容易出现关节错位的现象，即脱臼。

（三）肌肉发育不成熟，容易疲劳受损

人体共有六百余块骨骼肌。骨骼肌收缩速度快且有力，可以为肢体的运动提供动力。按照形状的不同，通常把骨骼肌分为长肌、短肌、阔肌和轮匝肌。

婴幼儿的肌肉正处于迅速生长发育的阶段，蛋白质和脂肪含量少，水分含量较多，肌肉稚嫩，肌肉纤维较细，收缩力量较小，因此容易疲劳和受损。

（四）运动技能日益完善

伴随着婴幼儿运动系统的生长发育，婴幼儿的运动技能也日益完善。

1. 新生婴儿

新生婴儿的动作发育主要体现为大运动技能的发育：新生婴儿可以俯卧抬头 1~2 秒；处于俯卧位时，有反射性匍匐动作，直立时可负重，出现了踏步反射和立足反射。

2. 新生期后婴儿

与新生婴儿相比，新生期后婴儿的大运动技能快速发展，婴儿运动发育里程碑如表1-1 所示。与此同时，精细运动也开始发育。如 3 月龄时，新生期后婴儿会注视双手，可胸前玩手，用手抓拨物品。4 月龄时，新生期后婴儿欲伸手够物，当够到物品时，会出现抓握动作，但仅手掌碰触与抓握，动作不超过肢体中线；全手抓握动作逐渐精细化和准确化。5 月龄时，新生期后婴儿大拇指参与握物，开始抓物入口。6 月龄时，新生期后婴儿开始单手活动，伸手活动范围可越过身体中线，开始在水平和垂直方向移动自己的双手。7 月龄时，新生期后婴儿的拇指开始协同其他手指抬起小物品，物品可不放在手掌；换手与捏、敲等探索性动作出现。9 月龄时，新生期后婴儿拇指可垂直于物体表面捏起小物品。12 月龄时，新生期后婴儿在伸手接触物品前，能将手定位在适合的方向；手的运动精细化，手腕配合着旋转。

表 1-1　婴儿运动发育里程碑 [①]（有改动）

年龄	抬头	翻身	坐	匍匐、爬	站、走、跳
2 月龄	—	伸展脊柱从侧卧位到仰卧位	—	俯卧交替踢腿，是匍匐的开始	—
3 月龄	抬头 45°，较稳，能自由转动	—	扶坐时腰背呈弧形	用手撑起上身数分钟	—
4 月龄		有意地从侧卧位翻至翻仰卧位，但无身体转动	扶坐时能竖颈	—	—
5 月龄			—	—	扶站时，双下肢可负重，并可上下跳
6 月龄	俯卧抬头 90°	从俯卧位翻至侧卧位，或从俯卧位变至仰卧位	靠双手支撑，坐稳片刻	—	
7 月龄	—	有意依次伸展上肢（或下肢）、躯干、下肢（或上肢），分段转动，连续从仰卧位变至俯卧位，再翻至仰卧位	坐稳，双手可玩玩具，但活动范围较大时身体会向侧面倾斜并失去平衡，发展前向保护反射	俯卧时可后退或原地转动	—
8 月龄	—		坐稳，背部竖直，左右转动，当活动范围较大时，双手伸出以维持身体平衡	匍匐运动	扶站片刻
9 月龄	—	—		跪爬，伸出一侧手向前取物	
10 月龄	—	—	—	熟练爬行	
12 月龄	—	发展向后保护反射；自己爬上凳子，转身坐下	—	—	独站片刻，扶着走

3. 幼儿

幼儿在发展大运动技能的同时，精细运动也快速发育。

1）精细动作发育

18 月龄时，幼儿可以叠 2~3 块积木，拉脱手套或袜子。

2 岁时，幼儿能叠 6~7 块积木，可以一页一页地翻书，拿住杯子喝水，模仿画垂线和圆。

2.5~3 岁时，幼儿可搭 8 层积木，模仿画直线、乱画，使用餐具。

2）大动作发育

18 月龄时，幼儿可以独坐小凳，弯腰拾物；可以跑和倒退走。

30 月龄时，幼儿可以单足站立 1~2 秒，原地并足跳。

2~2.5 岁时，幼儿可以跟随音乐跑、走，扔物，踩自行车的踏板，能保持身体平衡。

① 黎海芪 . 实用儿童保健学 [M]. 北京：人民卫生出版社，2016：197.

2.5~3 岁时，幼儿可以披衣、单足站立 1 秒、扔球过头，可以双足跳、上楼和双足交替，可以踢球。

4. 学龄前儿童

1）精细动作发育

儿童 3 岁时能一只手拿杯子，能画圆形和"十"字形，会用剪刀，可搭 10 层积木。4 岁时，儿童可画方形，能画出人的至少 3 个部位。5 岁时，儿童能写自己的名字，可以画开放的方形和闭合的圆形。

2）大动作发育

学龄前儿童的大肌肉已发育较好，是运动和耐力发展的基础。3 岁时，儿童可以上下楼梯、并足跳远、单足跳；扔球时可将球高举过头，并可较准确地将球扔向目标；可扭转身体帮助手臂投掷，但尚无下肢双腿协助的投掷姿势；可在成人帮助下穿衣服、如厕。4~5 岁的儿童可交替着单足下楼梯，用脚尖站立。5~6 岁时，脚尖可以对着另一只脚的脚跟走，可以跳绳、溜冰。

二、呼吸系统

呼吸系统由呼吸道、肺血管、肺和呼吸肌组成。呼吸系统以喉部环状软骨下缘为界限，分为上呼吸道和下呼吸道。上呼吸道包括鼻、鼻窦、咽、咽鼓管、会厌和喉；下呼吸道包括气管、支气管、毛细支气管、呼吸性毛细支气管、肺泡管和肺泡。可以说，呼吸系统是人体的气体交换站。

呼吸系统的主要功能是进行气体交换。呼吸系统疾病是儿童常见病，主要包括急性上呼吸道感染、支气管炎、支气管肺炎等。

婴幼儿呼吸系统的特点如下。

（一）鼻腔狭窄，感染时易堵塞

婴幼儿的鼻腔相对狭窄，鼻黏膜柔嫩且血管丰富，缺少鼻毛，对空气的过滤及加温、加湿作用差，因此容易感染，引起鼻黏膜充血、肿胀、分泌物增多等症状，造成鼻腔堵塞，即鼻塞现象。

在鼻腔与眼睛之间有一条肌性管道——鼻泪管。婴幼儿鼻泪管较短，开口接近内眦，瓣膜发育不全，因此，鼻腔感染物易侵入结膜囊，引发眼部炎症。

（二）咽、喉容易感染，影响呼吸和发声

咽是呼吸道和消化道共用的一个肌性管道，在其后侧有与中耳相通的管道——咽鼓管，用以维持耳膜两侧气体压力的平衡。婴幼儿咽部感染后容易引起扁桃体发炎，造成嗓子疼痛。婴幼儿的咽鼓管较宽，直而短，呈水平位，而鼻腔开口处较低，故咽部炎症易侵入中耳，引起中耳炎。

喉是气体的通道，又是发声器官。婴幼儿的喉腔窄，声门狭小，软骨柔软，黏膜脆弱，黏膜下组织较疏松，有许多淋巴组织和血管，轻度炎症也容易引起因喉头狭窄，出现呼吸困难、声音嘶哑的症状，严重者可窒息。

（三）易患气管炎、支气管炎和肺炎

婴幼儿的气管和支气管管腔较成人而言相对狭窄，管壁比较柔嫩，肌肉及结缔组织不发达，黏膜上纤毛数量少且运动能力较弱，防御能力较差，不能很好地清除微生物及黏液，容易被感染，出现炎症。

婴幼儿肺部有很多结缔组织，弹力组织发育差，血管丰富，含血较多，含气较少，肺间质发育旺盛，肺泡数量不足，容积较小。一旦肺部被感染，黏液分泌量增加，易发生黏液堵塞肺泡管的现象，并容易发生肺胀、肺气肿及肺后下部坠积性淤血等。

（四）呼吸时胸廓运动不充分

婴幼儿胸廓的前后径相对较长，呈圆筒状，肋骨呈水平位。婴幼儿的胸腔较小，肺部相对较大，几乎填满整个胸腔。加之其呼吸肌发育较差，肌张力差，呼吸时胸廓运动不充分，肺的扩张受限制，气体交换不能充分进行。

婴幼儿呼吸困难时，不能加深呼吸，只能增加呼吸次数，以改善肺内气体交换不足、易发生缺氧的症状。婴幼儿期以腹式呼吸为主，到了 3 岁，才逐渐转为胸式呼吸。

三、消化系统

消化系统包括消化管和消化腺，消化管包括口腔、咽、食管、胃、小肠、大肠、肛门；消化腺包括唾液腺、胃腺、肠腺、肝脏和胰腺等。消化系统的主要功能是消化和吸收摄入的食物。可以说，消化系统是人体食物的加工厂。

婴幼儿正处于生长发育阶段，需要的能量比较多，而消化器官发育尚未完善，如果胃肠受到某些刺激，容易引发胃肠功能紊乱。婴幼儿胃肠功能紊乱的主要症状包括溢乳、大便次数增多、便秘、肠痉挛或过度哭闹、肠胀气等。一项以 3 000 例婴儿从出生至 6 月龄

的随访研究显示，55% 的婴儿出现了至少一次的胃肠功能紊乱症状。[①]最常见的症状是婴儿肠绞痛和胃食管反流。

婴幼儿消化系统的特点如下。

（一）口腔容量小

婴幼儿口腔容量小，齿槽发育较差，口腔浅，唇肌及咀嚼肌发育良好，且牙床宽大，颊部有坚厚的脂肪垫。

婴儿唾液腺发育差，唾液分泌量极少，口腔比较干燥。3~4 月龄时唾液分泌可以增加，5~6 月龄时显著增多，因此经常发生生理性流涎。

（二）胃肠蠕动能力弱

婴幼儿因胃容量小、胃部运动能力差、消化液的酸度低、消化酶少等原因，较成人而言，胃蠕动机能差，消化能力较弱。尤其是早产儿，胃排空较慢，易发生胃潴留。

婴幼儿肠道相对较长，分泌及吸收面积较大，通透性强，故吸收能力较强，但肠的蠕动能力弱，易发生便秘和粪中毒；且肠系膜相对较长，活动度大，固定性较差，易发生肠套叠或肠扭转。

（三）肝功能不成熟

婴幼儿的肝脏相对较大，肝细胞代谢旺盛，再生能力强，即使患肝炎，恢复也较快，不易发生肝硬化，但婴幼儿肝细胞发育尚未完善，肝功能不成熟，解毒能力和抵抗感染的能力较差。婴幼儿期肝汁分泌较多，影响脂肪的消化、吸收。婴幼儿身体发育迅速、新陈代谢旺盛，但肝糖原储备相对较少，因此饥饿时容易产生低血糖，甚至出现低血糖休克的症状。

（四）易发生食管损伤和胃食管反流

婴幼儿食管短而窄，黏膜薄嫩，管壁弹性较差，易发生损伤。

婴儿的胃呈水平位，贲门括约肌发育差，幽门括约肌发育良好。婴儿食管呈漏斗状，腺体缺乏，弹力组织及肌层尚不发达，食管下段贲门括约肌控制能力差。以上特征导致婴儿常发生胃食管反流，一般在 9 月龄时消失。如果婴儿经常出现食管反流，会导致食管炎、哮喘或反复呼吸道感染。

---

① 黎海芪. 实用儿童保健学 [M]. 北京：人民卫生出版社，2016：573.

四、循环系统

循环系统是由生物体的细胞外液（包括血浆、淋巴和组织液）及其借以循环流动的管道组成的系统。循环系统是生物体内的运输系统，主要功能是将消化道吸收的营养物质和由肺吸进的氧气输送到各组织器官，并将各组织器官的代谢产物通过同样的途径输入血液，经肺、肾排出。它还输送热量到身体各部分以维持体温，输送激素到靶器官以调节其功能。循环系统包括血液循环系统和淋巴系统。

婴幼儿血液循环系统和淋巴系统的生理特点如下。

（一）婴幼儿血液循环系统的生理特点

人体的血液循环系统是由心脏和血管构成的一个遍布全身的封闭管道系统，血液在这个管道系统中连续不断地循环着。血液循环系统由心脏、血管和血液三部分组成。

心脏是血液循环系统的动力器官。它有规律地收缩与舒张，使得血液在全身不停地循环流动。新生婴儿心脏的迷走神经发育尚未完善，故迷走神经中枢紧张度较低，交感神经占优势，对心脏的抑制作用较弱，而交感神经对心脏的作用较强。5岁时，学龄前儿童的心脏神经系统开始具有成人的特征。婴幼儿心脏的体积与身体的比例随年龄的增加而下降，心脏在出生后第一年发育最快。年龄越小，心率及血流速度越快。

血管是血液流动的管道，分为动脉、静脉及毛细血管三种。新生婴儿大血管的弹力纤维少，故弹力不足。随着年龄增长，婴幼儿的血管壁逐渐变厚，弹力纤维增多。

（二）婴幼儿淋巴系统的生理特点

淋巴系统遍及全身，主要器官是淋巴管和淋巴结，还有其他含有淋巴组织的器官，如脾、胸腺、扁桃体等，淋巴系统把淋巴液输送到静脉后再输送回到心脏。淋巴系统可生成淋巴细胞和产生抗体，参与机体的免疫活动，起到保护机体的作用。婴幼儿期是淋巴系统发育最快的时期。

淋巴结广泛存在于淋巴管回流到大静脉的途中，分为深淋巴结和浅淋巴结两类，在颈部、腋窝、腹股沟等处聚集着多个淋巴结，构成淋巴结群。淋巴结是过滤器官，有过滤及吞噬作用，能将淋巴管内的异物如细菌、病毒、毒素等有害物质拦阻并吞噬、使之不再进入血液。婴幼儿时期淋巴结尚未发育成熟，结缔组织较少，淋巴小叶分隔不清，淋巴滤泡未形成，被膜较薄，因此屏障作用较差，当机体发生感染时，淋巴结若不能有效地阻拦细菌，感染就会扩散，甚至会因细菌侵入血液而引起败血症。细菌在淋巴结中若未能被吞噬及消灭，就会引发淋巴结发炎、肿大，甚至化脓。随着年龄的增长，淋巴结抵抗微生物的能力逐步增强。

五、神经系统

神经系统由脑、脊髓及其周围的神经组织组成，是人体结构和功能最复杂的系统，在人体内起主导作用，能控制和调节其他系统的活动。可以说，神经系统是人体的指挥中心。

神经系统包括中枢神经系统和周围神经系统。中枢神经系统包括脑和脊髓，周围神经系统包括脑神经、脊神经和内脏神经。

婴幼儿神经系统的特点如下。

（一）大脑发育迅速，但功能不完善

婴幼儿大脑发育十分迅速，脑重量增长很快。通常，新生婴儿的平均脑重量为350克，1岁时可达950克，6岁时脑重量接近成人水平，达1200克。婴幼儿的大脑尚未完全建立起各种神经反射，所以在运动、语言、思维等各方面的能力都不及成人，需要用大量的信息刺激帮助其建立起各种感觉通道。

婴幼儿小脑发育晚，因此平衡能力差，走路不稳，动作协调性比较差，容易摔跤。

（二）大脑容易兴奋，容易疲劳

婴幼儿大脑皮层发育不完善，抑制能力形成较慢。婴幼儿大脑对外界刺激非常敏感，很容易兴奋，因此，婴幼儿容易激动，注意力不能持续集中，不能长时间做一件事，容易疲劳。

到3岁左右，婴幼儿的小脑功能才逐渐完善。

（三）植物神经发育不完善

婴幼儿的植物神经发育尚未完善，表现为内脏器官的功能活动不稳定，如婴幼儿的心跳和呼吸频率较快，节律不稳定，胃肠消化功能容易受情绪的影响。

（四）婴幼儿的睡眠发育特点

睡眠是大脑的一种功能，受进化和个体发育成熟度的影响。人类睡眠存在着明显的年龄差异，并具有自身的发育规律。研究表明，婴幼儿睡眠时脑垂体分泌的生长激素有利于婴幼儿的身体发育，可以增强机体抵抗疾病的能力，有利于消除疲劳，对注意力和记忆力

等方面的发展也具有重要意义。[①]

新生婴儿大脑皮层兴奋度低，几乎 24 小时都处于睡眠状态，外界的刺激易使其疲劳。随着大脑皮层的发育，新生期后婴儿与外界环境的互动增加，清醒时间也相应增加。婴儿的平均睡眠时间为 12~15 小时，通常夜间睡眠时间为 9~10 小时，日间时间为 3~4 小时，总睡眠时间为 10~18 小时。

幼儿平均睡眠时间为 11~14 小时，其中，夜间睡眠时间为 9~10 小时，日间睡眠时间为 2~3 小时。研究发现，有 20%~40% 的幼儿存在睡眠问题。

学龄前儿童的平均睡眠时间为 10~13 小时。学龄前儿童留恋玩耍，易发生就寝抵抗。

（五）婴幼儿感觉系统的发育特点

感觉系统是神经系统中处理感觉信息的一部分。感觉系统包括感受器、神经通路以及大脑中与感觉、知觉有关的部分。通常而言，感觉系统主要包括与视觉、听觉、触觉、味觉以及嗅觉的相关系统。可以说，感觉系统是人体与外界沟通的途径。

新生婴儿的五个主要感觉，即视觉、听觉、嗅觉、味觉和触觉，都已有不同程度的发育，但都没有达到成人水平。听觉是出生后首先发育的感觉，胎儿在宫内已经熟悉自己母亲的声音。嗅觉、味觉和触觉也是发育较早和较为敏感的感觉，视觉相对其他感觉来说发育较慢。

1. 视觉与视力发育

视觉是眼（视觉系统的外周感觉器官）接受外界环境中光刺激（电磁波），经视神经传入大脑视觉中枢进行编码加工和分析后获得的主观感受。视觉发育包括视力、色觉、双眼运动、双眼同时视、融合功能和双眼视觉（立体视觉）发育。正常的视觉发育环境和适宜的视觉刺激是婴幼儿正常视力发育的关键。

新生婴儿没有双眼视觉功能。在环境的刺激下，新生期后婴儿视力和立体视觉逐渐发育，其双眼视觉功能如表 1–2 所示。3 月龄的婴儿只能看到 20~25 厘米内的物体；5 月龄的婴儿视力为 4.0（0.1）；6 月龄的婴儿视力为 4.3（0.2）；6~8 月龄的婴儿可与成人一样看到周围的世界；1 岁时的婴儿视力为 4.5（0.3）。[②]

---

① 马克·维斯布朗 . 婴幼儿睡眠圣经 [M]. 刘丹，译 . 南宁：广西科学技术出版社，2011：6-10.
② 黎海芪 . 实用儿童保健学 [M]. 北京：人民卫生出版社，2016：175.

表1-2　新生期后婴儿双眼视觉功能[①]

年龄	双眼视觉功能
6~8 周龄	两眼注视，出现共同运动
3 月龄	有意识的注视，眼可追随运动物体，头也随之转动
3~5 月龄	出现较协调的共同运动辐辏，融像功能开始发育
6~8 月龄	有稳定的辐辏，较完善的中心型注视，立体视觉开始发育
1 岁	良好的融像运动

视力水平体现了视觉的灵敏度及清晰度，也体现了眼视网膜中心对视觉图像的敏锐程度和脑视觉中枢对图像的解析能力。新生儿的屈光为生理性远视状态，随着视觉发育，远视程度逐渐减轻，逐渐正视化，视力也逐渐发育。新生婴儿出生时视力大约为 0.05；2 岁时，幼儿的视力为 4.6~4.7（0.4~0.5）；3 岁时，幼儿的视力为 4.7~4.8（0.5~0.6）；4~5 岁儿童的视力为 4.8~5.0（0.6~1.0）；6 岁儿童的视力为 5.0。学龄前儿童的双眼视觉功能发育情况为双眼视觉反射巩固，辨色力、对比敏感度等逐渐成熟，接近成人水平。

2. 听觉发育

与视觉发育不同，新生儿的听觉器官已基本发育成熟，但是听觉器官与大脑皮层的纤维联系很少，听觉能力还不能达到成年人水平。刚出生的新生儿因耳内羊水还未清除干净，所以听觉不灵敏。当出生一周后，羊水完全排除，听觉会显著改善。在适宜的环境刺激下，新生期后婴儿的听觉能力会随着年龄的增长而提高，能够辨别声音来源和逐渐区分语音，表现出各种具有年龄特征的听觉行为。

新生期后婴儿 2 个月左右时，对一般人平常说话的声音，可表现出睁开眼睛，或前臂屈曲，或全身抖动，或两手握拳的反应；对大的声音可出现惊跳反应。大约 3 个月时，婴儿能分辨出不同方向发出的大的声音，有时会向声源慢慢转头，会关注熟悉的人说话，会对着说话的大人微笑，对母亲的声音反应更为明显。4~6 个月的婴儿，对距离耳旁 50 厘米左右的大人小声说话声会做出可信的反应。6 个月左右时，婴儿听到熟悉的声音，如听到母亲的声音时会停止活动，将头转向声源，一般只能缓慢判断左右两侧的声音（声源定位先发育左右两侧）。7~9 个月的婴儿，对声音的定位能力有明显提高，对轻微的、有意义的声音表现出兴奋的反应。10~12 个月的婴儿，对声音能定位，但如果反复给无意义的声音，婴儿会产生厌烦。会对名字和"不"做出反应，可辨认一些短语，如"睡觉觉"。

---

① 黎海芪. 实用儿童保健学 [M]. 北京：人民卫生出版社，2016：174.

3. 触觉发育

皮肤由表皮、真皮、皮下组织构成，是人体最大的器官，也是人体的第一道防线。触觉则是人体分布最广的感觉系统。而且触觉也是人体发育最早的感觉，比视觉、听觉、味觉、嗅觉发育得都要早。

胎儿时期触觉已经开始发育。研究发现，8 胎龄时，胎儿的面部有触觉；14 胎龄时，胎儿的全身都已经有触觉；26 胎龄时，胎儿的疼痛的神经通路已完全发育。

新生儿全身皮肤的神经细胞都能接收触觉信息，对不同的温度、湿度、物体的质地和疼痛有触觉感受能力。新生儿的触觉发育已经高度敏感，尤其在眼、前额、口周、手掌、足底等部位；大腿、前臂、躯干等皮肤敏感度较差。

新生期后婴儿口周的神经末梢多于指尖，感触物品的灵敏度最高。新生期后婴儿的触觉会逐渐扩展。在 2 月龄之前，其触觉发展主要以反射动作为主，这些反应都是为了觅食或自我保护。3~5 月龄时，婴儿可以将反射动作加以整合，利用嘴巴与手去探索，并感受到各种不同的触觉，开始懂得做简单的辨别。为探索周围环境，6 月龄以下的婴儿常常将东西放在口中感触。10~12 月龄时，婴儿的触觉发展已经遍及全身，会用身体各个部位去感受刺激、探索环境。

（六）婴幼儿情绪和社会性的发展特点

情绪是人对客观事物的态度体验及相应的行为反应，是人的一种天赋属性。婴儿的情绪是其社会性需要是否得到满足的反映。在语言尚未建立前，婴儿与成人的交往主要是情绪的交往。

1. 新生婴儿

由于新生婴儿对外界环境变化具有诸多不适应，其会产生较多的消极情绪反应（见表1-3），如用啼哭表达饥饿、寒冷、身体活动受限制等。但与此同时，新生婴儿啼哭表达的不愉快情绪较为笼统、模糊不清。研究显示，新生婴儿初步具有执行 7 种面部表情（快乐、悲伤、惊讶、感兴趣、厌恶、害怕和生气）的能力。

表 1-3　新生婴儿消极情绪反应及诱因

情绪	最早出现年龄	诱因	常出现年龄	诱因
痛苦	1~2 日龄	体内生理刺激或痛刺激	1 周龄内	体内生理刺激或痛刺激
厌恶	1~2 日龄	不良（苦、酸）味道刺激	1 周龄内	不良味觉刺激
悲伤	3 ～ 4 月龄	疼痛刺激	7 月龄	与熟人分离

续表

情绪	最早出现年龄	诱因	常出现年龄	诱因
惧怕	7月龄	陌生人出现	10月龄	陌生人或陌生环境，异常物体出现
愤怒	1~2周龄	药物注射痛刺激	4~5月龄	身体活动受限制

2. 新生期后婴儿

新生期后婴儿已逐渐适应宫外环境，积极情绪反应（见表1-4）开始占主导地位，比新生婴儿期的婴儿更易抚养。这一时期，婴儿已能较明确地感受他人情绪，对母亲的欢声和笑脸学会报以微笑并出现四肢舞动等积极的反应，主动对母亲的趋近给予愉快的情绪反应；对母亲的悲哀面容也会表现出悲伤的表情。

3月龄前，婴儿处于无差别的社会反应阶段，即婴儿没有对任何人形成偏爱，对所有人的反应几乎相同，看到人脸或听到人声都会微笑、手舞足蹈。所有人对婴儿的影响一样，任何人对婴儿拥抱、微笑、说话都可令婴儿产生愉快反应。4月龄左右的婴儿面对母亲与陌生人均微笑，但婴儿对母亲的熟悉脸孔发出的笑容更加无拘无束，频率也明显增多，表明婴儿认识自己的母亲。6~8月龄的婴儿开始对母亲离去表现不安与伤感，对陌生人表现出紧张和焦虑；母亲的再次出现使婴儿愉快，对陌生人的焦虑和不安也得以缓解，这表明婴儿的情绪已变得多样化，对抚养人（主要是母亲）的依恋情绪逐步建立。基于此，建议对婴儿的抚触与按摩主要由母亲进行。

表1-4 新生期后婴儿积极情绪反应及诱因

情绪	最早出现年龄	诱因	常出现年龄	诱因
社会性微笑	3~6周龄	高频语声，人面孔出现	3月龄	熟人面孔出现，面对玩耍
感兴趣	1~2日龄	随移动的灯泡转移视线	2~3月龄	人面孔、清晰图像
微笑	1日龄	睡眠中，体内节律反映	1~2周龄	吃饱、柔和的声响和人的声音
惊奇	8月龄	新异物突然出现	12月龄	新异物突然出现

3. 幼儿

幼儿生活中最重要的变化是经常与母亲分离。尽管与母亲分离常常使幼儿产生焦虑情绪，但已经建立的母婴安全依赖关系可以使幼儿忍受短暂分离。2岁以后，幼儿进入伙伴关系发展阶段。幼儿与同伴相互交往中发展重要的共情情绪。共情是一个人对他人状态的一种替代性情绪反应和体验，即由他人情绪情感引起的与之一致的情绪和情感反应。共情情绪是幼儿发展高级情感的基础，与幼儿的亲身行为密切相关，如1岁幼儿看到别的幼儿哭或笑时，也会跟着哭或笑。2岁后幼儿与同伴的交往对情绪发展十分重要，与同伴交往过程中幼儿可以发展自我意识，形成共情、羞愧、内疚等多种情绪；同时，恐惧、焦虑、愤怒、愉快、爱等情绪也逐渐分化与发展。

4. 学龄前儿童

3~5岁的儿童开始发展自我意识，能独立意识到自己的外部行为和内心活动，并能恰当地评价和支配自己的认识活动、情感态度和动作行为。与此同时，学龄前儿童容易出现攻击性行为。通过抚触与按摩，能在一定程度上缓解学龄前儿童的攻击性行为。

六、泌尿系统

泌尿系统由肾、输尿管、膀胱和尿道组成。泌尿系统的主要功能是排出机体新陈代谢中产生的废物和多余的液体，保持机体内环境的平衡和稳定。可以说，泌尿系统是人体废物的处理场所之一。

婴幼儿泌尿系统的特点如下。

（一）肾脏调节机制不够完善

肾脏不仅是人体重要的排泄器官，也是维持机体内环境稳定的调节器官和内分泌器官。足月儿出生时肾脏已能有效发挥作用，在一般情况下能够完成肾脏生理机能，但是储备能量差，调节机制不够完善。在喂养不当、疾病或应激状态下，容易出现功能紊乱。

（二）输尿管易梗阻

婴幼儿输尿管长而弯曲，管壁肌肉及弹力纤维发育不良，容易扩张并易受压迫，导致输尿管梗阻，造成尿潴留并诱发感染。

（三）尿道易受感染

新生女婴尿道较短，仅1厘米，外口暴露且接近肛门，易受粪便污染。新生男婴尿道较长，但常有包茎，积垢后容易引起细菌上行感染。

七、内分泌系统

内分泌系统是神经系统以外的一个重要调节系统，包括弥散内分泌系统和固有内分泌系统。内分泌系统的功能是传递信息，参与调节机体新陈代谢、生长发育和生殖活动，维持机体内环境的稳定。

激素是内分泌系统借以调节机体生理代谢活动的化学信使，它们由各种内分泌细胞所合成、储存和释放。在人体内，多数内分泌细胞集中形成特殊的内分泌腺体，如脑垂体、甲状腺、甲状旁腺、胰岛、肾上腺和性腺等；但也有些内翻模细胞分散于某些脏器或广泛散布于全身组织中。可以说，婴幼儿身高的增长离不开内分泌系统。婴幼儿的生长发育和智力发展离不开甲状腺激素。

八、免疫系统

免疫系统由免疫器官、免疫活动细胞和免疫分子组成。免疫是机体的一种自我保护性生理现象，其主要作用是识别并排除进入人体的抗原性异物（如病毒和细菌等），对机体内环境的平衡与稳定起着重要作用。可以说，免疫系统是人体的防卫部队。

机体的免疫方式包括非特异性免疫和特异性免疫。非特异性免疫是在人类进化过程中逐渐形成的，主要靠机体组织、结构及正常的生理功能来实现，如皮肤的分泌物中有杀菌物质，可有效阻止病原体侵入体内。特异性免疫是在病原微生物侵入人体后，刺激人体产生抗体的过程。这一免疫通常是专一的，如乙肝病毒进入人体后，人体产生的抗体就仅对乙肝病毒起杀灭作用，而对其他病毒不起作用。

新生婴儿已经具备产生免疫球蛋白抗体的能力，这种能力在 1 岁左右时会显著增加，到 4 岁左右就可以达到与成年人同样的水平。由于婴幼儿的免疫系统发育还不够成熟，从母体中得到的免疫球蛋白逐渐减少，而自身产生的免疫球蛋白的量较少，因此婴儿在出生后的 1 年内更容易受到感染，特别是呼吸道感染。

本章小结

按照临床工作的不同目的，婴幼儿年龄有不同的分类方法，如实际年龄、生理年龄、心理年龄和社会年龄等。在本教材中，我们主要采用实际年龄的分类，将 0~6 岁婴幼儿划分为婴儿期（0~1 岁）、幼儿期（1~3 岁）和学龄前儿童期（3~6 岁）。

婴幼儿不是成人的缩影，他们有独特的生长发育特点。婴幼儿的运动系统、呼吸系统、消化系统、循环系统、神经系统、泌尿系统、内分泌系统和免疫系统都有不同于成人的特点。只有以婴幼儿的生长发育特点为依据来对其进行抚触与按摩，才能真正促进婴幼儿的身心健康发展。

基础知识巩固

一、多选题

1. 以下属于婴幼儿运动系统特点的是（　　　）。

    A. 骨坚韧度较小，容易弯曲变形

    B. 关节连接较松弛，容易出现损伤

    C. 肌肉发育不成熟，容易疲劳受损

    D. 运动技能日益完善

2. 免疫系统由（　　　）组成。

    A. 免疫器官   B. 免疫活动细胞

    C. 免疫分子   D. 胃

二、填空题

1. 呼吸系统由_____、肺血管、肺和呼吸肌组成。

2. 循环系统包括_____循环系统和淋巴系统。

3. 泌尿系统由_____、输尿管、膀胱和尿道组成。

三、论述题

1. 请论述婴幼儿呼吸系统的特点。

2. 请论述婴幼儿神经系统的特点。

3. 请论述婴幼儿内分泌系统的特点。

典型案例分析

    小铭今年6岁，吃饭时任性，把零食、水果当主食，冷饮、雪糕也少不了。小铭还不爱运动，一到周末就宅在家看电视、玩游戏。最近一年妈妈发现小铭体质越来越差，容易感冒，吃饭胃口变小，有时饭后嗳气，连连打嗝。夜里睡觉也不安稳，张口呼吸，憋闷费力，呼噜声很大，盗汗严重，夜间妈妈要帮他换1~2次衣服，大便也不通畅。

    （案例来源：人民健康网）

    问题：请结合以上案例，运用所学知识阐述婴幼儿生长发育的特点。

实训操作练习

    家住南岸区的华华3个月大，他已经咳嗽一个多星期了，开始只是轻微咳嗽、流鼻涕，家人以为他只是普通的感冒，吃点感冒药和止咳糖浆慢慢就会好。没想到在不久之后，华华咳嗽突然加重，并伴有呼吸增快，不断发出吼喘声。"夜晚和早上起来咳嗽和喘气格外明显，看着孩子喘不过气的样子，可把我们吓坏了。"在重医儿童医院呼吸科门诊，华华的妈妈焦虑地说道。"经检查，孩子被确诊为毛细支气管炎，需要住院规范治疗。"重医儿童医院呼吸科闫莉副主任医师说。

（案例来源：人民健康网）

实训内容：请两人一组，轮流扮演华华妈妈和医生。扮演医生的同学通过通俗易懂的语言向华华妈妈讲述婴幼儿为什么容易患毛细支气管炎。

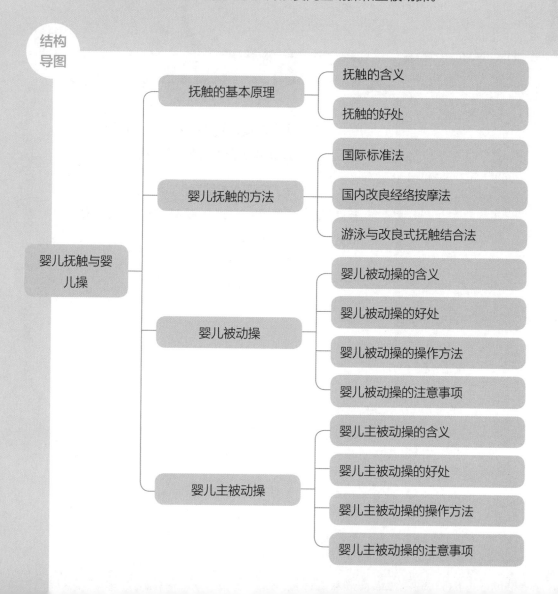

第二章 婴儿抚触与婴儿操

学海导航

（1）理解婴儿抚触的含义和好处。

（2）掌握婴儿抚触的方法。

（3）能够自行开展或指导婴儿家长开展婴儿主动操和主被动操。

结构导图

- 婴儿抚触与婴儿操
  - 抚触的基本原理
    - 抚触的含义
    - 抚触的好处
  - 婴儿抚触的方法
    - 国际标准法
    - 国内改良经络按摩法
    - 游泳与改良式抚触结合法
  - 婴儿被动操
    - 婴儿被动操的含义
    - 婴儿被动操的好处
    - 婴儿被动操的操作方法
    - 婴儿被动操的注意事项
  - 婴儿主被动操
    - 婴儿主被动操的含义
    - 婴儿主被动操的好处
    - 婴儿主被动操的操作方法
    - 婴儿主被动操的注意事项

某宝宝 1 岁 9 个月，从 1 岁出水痘后，经常反复患上呼吸道感染、扁桃体发炎、发高热的病症，一发热就是 39 度以上，后来发展到睡觉打鼾，晚上睡觉常常从梦中惊醒、惊哭，爬起来坐着不愿意睡觉。白天脾气也很大，一不如意就大哭大叫。

问题 • **除了常规的药物治疗外，面对这样的宝宝，还可以采取哪些办法缓解其病症？**

分析 • 除了需要药物治疗外，还可以通过抚触、按摩等方法缓解宝宝的症状。抚触、按摩等对宝宝身心健康具有诸多好处。

第一节 抚触的基本原理

抚触最早起源于1881年，1995年引入中国，并于2001年得到中华医学会儿科学分会、中华医学会围产医学分会及中华护理学会的认可和推荐。抚触即抚摸和触摸，源于英语"touch"。研究表明，抚触对早产儿、患病的新生儿和正常婴儿都有积极的影响。

📖 阅读卡片

用双手传递母亲的爱 强生婴儿抚触日设立

2008年6月29日，知名婴儿护理品牌强生婴儿联合中华医学会儿科学分会、中华医学会围产医学分会共同宣布将每年6月的最后一个星期日设立为"强生婴儿抚触日"。此举旨在向中国父母更有效地宣传"婴儿抚触"的益处，鼓励更多妈妈通过"每日抚触"促进宝宝的健康成长、增进母子的情感交流，让更多的妈妈和宝宝受益于这一"育儿科学"。

2008年是强生婴儿将"婴儿抚触"这一先进的育儿科学介绍到中国的第13年，而目前"婴儿抚触"已经与"母乳喂养"和"早教"并列成为中国最重要和最具影响力的育儿理念，其知晓度高达95%以上，这个结果来自中华医学会儿科学分会、中华医学会围产医学分会与强生婴儿日前联合进行的一场调研。

此项关注"过去十年中国婴幼儿护理和教育科学发展"的调查在母婴人群和医护人群中进行，结果发现，80%以上的家庭正在实践或曾经进行过"婴儿抚触"，尤其是在0~3岁的婴幼儿家庭中，"婴儿抚触"的实践率达到91.9%。

强生婴儿希望通过"强生婴儿抚触日"这一全新的宣传平台，让更多的妈妈了解抚触对婴儿成长的重要作用，并让更多的中国父母能受益于"婴儿抚触"这一伟大的育儿科学，使妈妈和宝宝的每一天都能成为传递母子间亲情的"抚触日"。

一、抚触的含义

一般而言，婴儿抚触（见图2-1）是指通过双手对婴儿的全身各部位皮肤进行有次序的、有手法技巧的按摩，进而通过皮肤感受器传达给大脑，起到促进婴儿身心发展的作用。[1]随着科学研究的推进，各种抚触方法也应运而生，如抚触结合中医经络、抚触结合游泳等。

---

[1] 吴春梅. 新生儿抚触应用的护理进展[J]. 临床护理杂志，2011（6）：54-56.

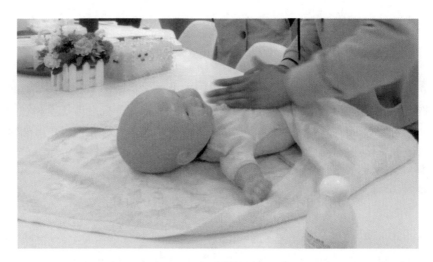

图 2-1　婴儿抚触

（一）婴儿抚触是一种医疗方法

抚触从一开始就是与医学探索联系在一起的。可以说，自从有了人类，就有了抚触。在自然分娩的过程中，胎儿接受了母亲产道收缩这一特殊的抚触。在抚触室工作的、经过抚触专业培训而取得职业证的护士被称为婴儿抚触师。可以说，抚触是促进婴儿健康最自然、最方便操作的医疗技术。

一方面，婴儿出生后，医院会安排专业护理人员对新生婴儿进行抚触，并指导家长掌握抚触方法。研究发现，抚触可以对婴幼儿产生积极的生理效应（如增加生长激素等），是一种对婴幼儿健康最有益的自然医疗技术。

另一方面，医院会根据婴儿疾病情况进行治疗性抚触，如把抚触作为婴儿心脏手术后的一种护理技术[①]。研究者认为，由于各种原因，心脏手术后容易引起患儿腹胀，通过腹部按摩可促进胃肠蠕动、肛门排气，从而降低术后腹胀发生的概率。而且抚触还可增加迷走神经的紧张性，促进胃泌素和胰岛素的分泌，增加患儿食欲，促进消化吸收，有利于患儿康复。

（二）婴儿抚触是一种系统方法

婴儿的健康成长，除了喂养和睡眠外，还需情感交流（包括肌肤的抚触和抚爱）。在对婴儿进行抚触时，需要综合考虑婴儿的生长发育特点，包括生理方面的和心理方面的。除了进行抚摸和触摸外，还应该结合婴儿的生长发育特点，对其进行语言和眼神的交流等。可以说，婴儿抚触是需要综合考虑婴幼儿生长发育、感知觉发展、语言发展和社会性发展而加以实施的，这是一种促进婴儿身心健康发展的系统方法。

---

① 黄燕，等．治疗性抚触在婴幼儿心脏术后护理中的应用 [J]. 中国当代医药，2010（14）：103.

（三）婴儿抚触是一种科学育婴方法

国内外学者已经对婴儿抚触进行了一系列研究，如抚触对婴儿（尤其是新生婴儿）生长发育的作用及作用机制、抚触方法等。[①]

早在 1940 年，马加·里布博士（Dr. Margar Ribble）在临床观察中发现如果婴儿在出生后数周经常受到母亲的抚触，能促进呼吸及循环功能的发育，使婴儿不完全的浅层呼吸变得平稳，这是最早的有关婴儿抚触的研究。1958 年哈罗博士（Dr. Harlow）在试验中偶然发现，饥饿的小猕猴宁可要可以抚摸的母猴替身也不要食物，这结果使心理学界大为震惊。Dr. Harlow 在此基础上进一步研究发现，如果幼猴不能以某种方式与母猴接触，就会停止对外界环境的探索，导致它无法适应外界环境，从而影响以后的适应能力。可以说，婴幼儿抚触是在医学、生理学、教育学、心理学等学科的指导下实施的一种照料婴幼儿的方法。皮肤是人体接受外界刺激的最大感觉器官，是神经系统的外在感受器。早期抚触就是在婴儿大脑发育的关键期给脑细胞和神经系统以适宜的刺激，促进婴儿神经系统发育，从而促进婴儿的生长及智能发育。

（四）婴儿抚触是一种爱的传递

抚触不是一种单纯的机械操作，也不仅仅局限于物理按摩，而是源于心灵的安抚和接触。对婴幼儿进行轻柔地爱抚，不仅仅是皮肤间的接触，而且伴有视觉的、听觉的、触觉的、动觉的、平衡感觉的综合信息传递，同时传递着伟大的母爱。有人形象的把抚触称为"指尖上的爱"。

二、抚触的好处

美国迈阿密大学医学院对抚触的研究发现，抚触不仅对婴儿的生长、发育和情感健康发展有显著影响，而且对提供抚触的家长也有减轻紧张程度和降低紧张激素的作用。下面着重介绍抚触对婴儿身心全面发展的好处。

（一）对运动系统的好处

抚触能帮助婴儿进行全身的运动，通过手、脚的揉捏活动，以及翻身、双手支撑俯卧等运动，促使婴幼儿身体得到均衡的锻炼，增强身体灵活性和运动协调能力。与此同时，抚触可以舒缓婴幼儿的肌肉，促进骨骼、肌肉的进一步发育。

研究还发现，良好的触觉经验有助于本体觉的发展，也有助于刺激前庭觉，增强婴儿的平衡感和动作的敏捷程度。

[①] 马丽丽，等 . 新生儿抚触护理研究进展 [J]. 护理学报，2015（20）：20.

（二）对呼吸系统的好处

第一，抚触对婴儿呼吸系统具有保健作用。研究发现，抚触和中医按摩能促进婴幼儿呼吸系统的发育，减少婴儿患上呼吸道感染或下呼吸道感染的次数。[1]

第二，抚触可以缓解婴幼儿呼吸系统方面的疾病。在抚触的过程中通常会进行胸部的抚触，胸部抚触可以缓解婴儿呼吸系统疾病。与此同时，经常接受抚触的婴儿，即使患上呼吸道感染或下呼吸道感染，其病程一般较短，且病情恢复较快。

第三，抚触对早产儿原发性呼吸暂停具有防治作用。研究发现，在条件许可的情况下，对早产儿早期实施抚触是可行的，能有效地防止早产儿呼吸暂停的发生，减少早产儿期后不良事件的发生。[2]

（三）对消化系统的好处

第一，抚触可以改善婴儿的消化系统功能。在对婴儿抚触时通常会对其腹部进行抚触，即在婴儿腹部以顺时针方向按摩，并在下腹部（右下方）结束动作。这个动作可以刺激婴儿的肠道，加强其排泄功能，有助排气、纾解便秘、避免结肠胀气等情况的发生。与此同时，抚触可以增加婴儿的吃奶量。[3]

第二，抚触可以治疗婴儿肠道疾病。研究发现，新生儿抚触联合中医穴位按摩治疗新生儿肠道疾病，其疗效较好，没有任何不良反应，安全性较高。[4]

第三，抚触可以预防早产儿发生喂养不耐受情况。研究发现，口腔抚触操与腹部按摩结合干预用于早产儿经口喂养（临床为早产儿提供营养的主要手段）中，有助于改善喂养进程与表现，预防发生喂养不耐受情况，有助于促进早产儿身体的健康发育。[5]

（四）对循环系统的好处

抚触可以实现婴儿循环系统的改善。在对婴儿抚触时通常会对其胸部进行抚触，这种抚触可以改善婴儿的循环系统。尤其是游泳抚触，可以促进婴儿的血液循环。[6]游泳时，由于水的浮力作用，减弱了重力对血管循环的影响，为心脏的工作提供了有利条件，而水波、水压力对皮肤的拍击，又能对外周血管起到按摩作用。

---

[1] 吕秀霞，等. 抚触和中医按摩新生儿 160 例对婴儿呼吸系统保健作用的临床观察 [J]. 中国中西医结合儿科学，2009（6）：510-511.

[2] 史鸽，苏振军. 抚触对早产儿原发性呼吸暂停的防治作用 [J]. 现代中西医结合杂志，2009（11）：1245-1247.

[3] 张翠萍，等. 水中抚触对新生儿的影响 [J]. 实用妇产科杂志，1999（3）：336-338.

[4] 潘亮，曾珍. 新生儿抚触联合中医穴位按摩治疗新生儿肠道疾病的研究 [J]. 辽宁中医杂志，2015（9）：1757-1758.

[5] 杨春红. 口腔抚触操联合腹部按摩对早产儿经口喂养成效的影响 [J]. 中国卫生标准管理，2021（11）：164-166.

[6] 汪向群，陶秀玲. 婴儿游泳加抚触对生长发育促进的研究 [J]. 当代医学（学术版），2008（142）：84-85.

（五）对神经系统的好处

第一，抚触可以刺激婴儿神经系统发育。婴儿时期神经系统发育迅速，可塑性极强。通过温柔的肌肤刺激和母子间的亲情交流，可以刺激婴儿的感觉细胞和神经中枢系统，进而促进婴幼儿神经系统的发育。尤其对于早产儿，抚触可以减轻早产产生的神经系统并发症，如缺血缺氧性脑病、脑室周围白质软化症或脑瘫等。[①]

华盛顿大学脑科学研究所副主任、牛津大学教育学博士姆尔兹夫（Meltzoff）主导过一场这样的实验。研究人员分别安排了两组婴儿，都是七个月大。第一组婴儿的手或脚被触摸，第二组婴儿则看着别人的手和脚被触摸。通过脑磁图仪观察婴儿们的大脑后发现，所有的婴儿在小手被触摸时，他们的体感皮层都会被激活，而小脚被触摸时，除了一个婴儿没有激活，其他宝宝的体感皮层都被激活了。

第二，抚触可以提高婴儿睡眠质量，减少睡眠障碍（如睡眠不安、睡眠昼夜节律紊乱等）的发生率。睡眠状态是婴儿神经系统状态的反应，良好的睡眠状态也是婴幼儿体格生长的重要保障。研究发现，抚触可增加婴儿的睡眠时间，减少夜醒和啼哭。[②]尤其是对婴儿早期（1~3个月）的睡眠活动有积极影响作用。

（六）对内分泌系统的好处

甲状腺素（T4）可促进机体生长发育，是由甲状腺分泌的一种重要激素。促甲状腺激素（TSH）由脑垂体分泌，可调节甲状腺功能，且随甲状腺功能减退分泌逐渐增加。研究发现，对早产儿而言，抚触治疗对甲状腺功能改善优于单一常规治疗，可改善早产儿甲状腺功能减退症状，能够帮助早产儿早日将甲状腺功能恢复至正常水平，改善早产儿的日后生长发育状况。[③]

（七）对免疫系统的好处

抚触可以提高婴儿免疫系统功能。免疫功能是人体的一种生理功能，在出生后婴儿的免疫器官与免疫细胞已基本发育成熟，但由于肺功能发育尚不完善，加之其从未接触过病毒、细菌等抗原，免疫系统尚未建立免疫记忆，从而会增加发生感染的风险。研究发现，抚触可以使婴儿甲状腺素水平增加，血清素分泌，减轻应激反应，增加免疫应答，增强自然细胞的活性。[④]

除此之外，抚触还可以增进亲子之间的感情，缓解婴幼儿的焦虑和紧张情绪，降低婴幼儿攻击性行为的发生。

---

① 李丽玲.抚触对早产儿神经系统干预的研究进展[J].上海护理，2011（4）：57-61.
② 雪丽霜，等.抚触干预婴儿睡眠障碍的研究[J].护士进修杂志，2004（11）：973-976.
③ 王俊霞.新生儿抚触对早产儿甲状腺功能影响的研究[J].白求恩医学杂志，2014（2）：206-207.
④ 郭仁妃.抚触对婴儿生长发育的影响[J].海南医学院学报，2009（10）：1318.

第二节 婴儿抚触的方法

临床上运用最多的婴儿抚触方法为国际标准法，在国内人们习惯称其为"抚触操"。

一、国际标准法

国际标准法是让婴儿全身裸露，按操作标准顺序从头面部、胸部、腹部、四肢、手足、背部进行抚触，力量由轻到重，并揉搓大肌肉群。

（一）抚触的对象

婴儿都可以接受抚触，包括足月新生儿（含巨大儿）、早产儿、正常新生期后婴儿和患病新生期后婴儿。

（二）抚触的操作者

一般而言，新生儿期由专业抚触护士进行操作，并指导家长掌握。婴儿（尤其是 6 个月以前的婴儿）抚触建议由母亲或父亲亲自进行，以帮助婴儿获得更多的安全感，并增进亲子感情。

（三）抚触的时机

一般而言，足月新生儿出生后 24 小时就可以开始接受抚触，早产儿出生后 72 小时可以开始抚触。一天可进行 2 次抚触，足月新生儿每次 15~20 分钟，早产儿根据对抚触的适应情况而定，时间可由 10 分钟延长至 15 分钟。

可选择在婴儿两次进食中间、游泳前、午睡和晚上入睡前进行抚触。尤其需要注意的是，一定要在婴儿精神状态比较好时进行，即在婴儿不疲惫、不饥饿、不哭闹、清醒时进行。

（四）环境及用物准备

1. 温湿度

抚触应在温暖的环境中进行，通常使用加湿器、空调或暖气将室温控制在 25~27℃、湿度 50%~60%。有研究发现，在抚触台两端加设取暖设备使其局部温度升至 32~34℃ 时，新生儿表现安静、舒适，能明显缩短哭闹时间。[1]

---

[1] 韩清波，等. 抚触台温度对新生儿抚触时哭闹时间的影响 [J]. 解放军护理杂志，2009（17）：23-24.

2. 音乐

在实施抚触时，可以播放欢快、优美、轻松的音乐。音乐可以营造轻松愉快的氛围，降低婴儿（尤其是新生儿）对周围陌生环境及抚触操作带来的刺激反应，使婴儿应激行为减少，行为状态更稳定，安静状态时间增加。同时，有研究发现，音乐可刺激婴儿大脑皮层的活动，改变大脑皮层血流动力，增加脑内血流量，提高脑的兴奋性和脑活动，使得脑血流和脑氧合随神经元兴奋而变化，从而促进婴儿神经系统的发育。①

一般而言，抚触时的音乐音量控制在 50~60 分贝，同时尽量控制周围环境的噪声，可使婴儿减少身体无意义的活动，使其机体能量消耗减少，使垂体各种促激素（尤其是生长激素）分泌增多，更有利于生长发育。②

在音乐选择方面，可以选择鸟鸣、溪流声、小提琴协奏曲等。研究发现，新生儿在清醒的时候听轻松欢快的音乐，95.77% 的新生儿表现为表情安静、快乐、消化功能好，还有意识寻找声源。③

需要注意的是，母亲对婴儿进行抚触时，也可以轻唱歌曲给婴儿听，也可以边抚触边给婴儿讲故事。

3. 抚触油

目前，国内抚触普遍使用的是婴儿润肤油。有研究认为，椰子油、红花油等天然油均可作为抚触油，且比合成油更有积极作用。也有研究认为，应用高压消毒灭菌后的茶籽油进行抚触，可以杜绝皮肤出现潮红、皮疹等症状。④

需要注意的是，抚触油要抹在抚触操作者的手上，然后通过抚触抹遍婴儿全身，而不是直接抹到婴儿身上。

4. 隔尿垫

做抚触时要在婴儿身子下面放置隔尿垫，防止在抚触期间婴儿排便弄脏被褥。

（五）体位

传统抚触是以先仰卧、后俯卧的体位进行，但有研究者发现以传统方式进行抚触时，患儿多表现为仰卧时哭闹，俯卧时逐渐安静。经随机对照研究表明，当进行先仰卧体位抚触时，新生儿面部、躯体和四肢无着落，有抓空感，新生儿感觉不安全就表现为哭闹，而先采用俯卧体位时，新生儿胸部和四肢甚至脸颊紧贴在床上，好似待在子宫内，感到很安全、舒适，较易接受这种体位。因此进行先俯卧位、后仰卧位的抚触，较符合新生儿的心

① 陶震. 音乐刺激对新生儿神经系统发育影响观察 [J]. 医学信息，2013（22）：180.
② 于小华，等. 音乐干预对早产儿生长发育的影响 [J]. 中国实用护理杂志，2010（28）：4-5.
③ 李红. 背景音乐对产妇和新生儿的影响 [J]. 中国实用医刊，2012（06）：82-83.
④ 丘秋香，丘美芳. 茶籽油在新生儿抚触按摩中的临床意义 [J]. 中国保健营养（中旬刊），2012（11）：151.

理需要。①

（六）操作手法

在抚触开始前，抚触操作者可以先温柔地和婴儿说话，如："宝宝，我们要开始抚触啦。"

1. 头面部

头面部抚触如图 2-2 所示。

用两手拇指从前额中央向两侧滑动，画出一个微笑状。

用两手拇指从下颌中央向外侧、向上滑动，两手掌面从前额发际向上、向后滑动，至后下发际，并停止于两耳后乳突处，轻轻按压。

抚触操作者可以边抚触边念："小脸蛋，真可爱，摸摸更好看。"

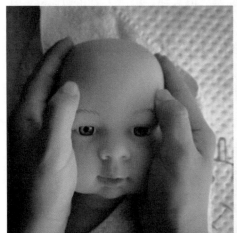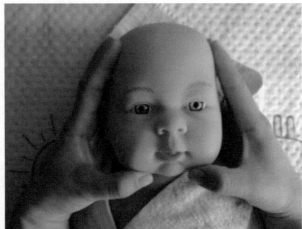

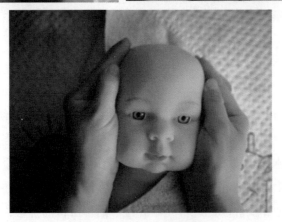

图 2-2　头面部抚触

---

① 励红菊 . 不同抚触体位对新生儿舒适度的影响 [J]. 中国基层医药，2012（12）：1894-1895.

2. 胸部

胸部抚触如图 2-3 所示。

双手放在婴儿的两侧肋缘，先是右手向上滑、向婴儿右肩滑，复原。换左手上滑到婴儿左肩，复原。

胸部抚触的方向必须按照由下到上的顺序进行，也就是沿着气管分支逆向进行。胸部抚触时要注意力度的适宜，男女婴儿都要避开对乳头的刺激。

抚触者可以边抚触边念："摸摸胸口，真勇敢，宝宝长大最能干！"

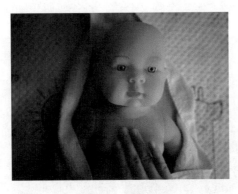

图 2-3　胸部抚触

3. 腹部

腹部抚触如图 2-4 所示。

两手交替从下腹开始沿右上腹、左上腹、左下腹方向做顺时针滑行，使被抚触部位呈开口向下的圆形。注意动作要特别轻柔，逐渐增加压力。不能离肚脐太近。脐痂未脱落前不要按摩该区域。

抚触者可以边抚触边念："小肚皮，软绵绵，宝宝笑得甜又甜。"

同时，若是母亲或父母实施抚触，可做"I LOVE YOU"亲情体验，用右手在婴儿的左腹由上往下画一个英文字母"I"，再由左至右画一个倒写的"L"，最后由左至右画一个倒写的"U"。在做上述动作时要用关爱的语调说"我爱你"，向婴儿传递爱和关怀。

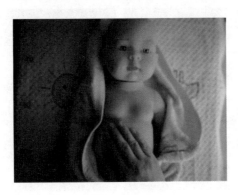

图 2-4　腹部抚触

4. 四肢

四肢抚触如图 2-5 所示。

上肢：将婴儿双手下垂，双手抓住一侧上肢近端，按照离心方向，边挤、边滑向远端，并螺旋式地揉搓大肌肉群及关节。

下肢：用拇指、食指和中指，轻轻揉捏婴儿大腿的肌肉，从膝盖处一直按摩到尾椎下端。用一只手握住婴儿的脚后跟，另一只手拇指朝外握住婴儿小腿，沿膝盖向下捏压、滑动至脚踝。

抚触者可以边抚触边念："宝宝会跑又会跳，爸爸妈妈乐陶陶。"

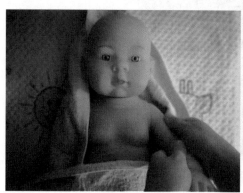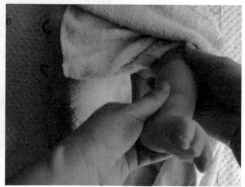

图 2-5　四肢抚触

5. 手足

手足抚触如图 2-6 所示。

手：两手拇指指腹从手掌面根侧依次推向指侧，并提捏各手指关节。

抚触者可以边抚触边念："动一动，推一推，宝宝小手真灵活。"

足：一只手托住婴儿的脚后跟，另一只手四指聚拢在婴儿的脚背，用大拇指指肚轻揉脚底，从脚尖抚摸到脚跟。

抚触者可以边抚触边念："给你揉揉脚，宝宝健康身体好。"

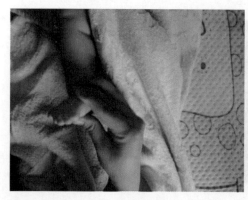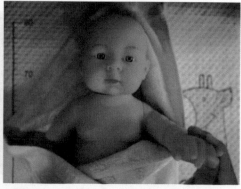

图 2-6　手足抚触

6. 背部

背部抚触如图 2-7 所示。

婴儿呈俯卧位。

双手大拇指平放在婴儿脊椎两侧，其他手指并在一起扶住婴儿身体，拇指指腹分别由中央向两侧轻轻抚摸，从肩部处移至尾椎。

五指并拢，掌根到手指成为一个整体，横放在婴儿背部，手背稍微拱起，力度均匀地交替从婴儿脖颈抚至臀部。

抚触者可以边抚触边念："给你拍拍背，宝宝不怕累。"

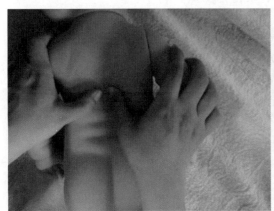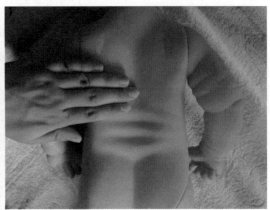

图 2-7　背部抚触

（七）注意事项

一是抚触者应取下戒指、手镯等饰物；剪短指甲；保持心情舒畅，充满爱意，用安慰性的语言和亲切的目光与婴儿进行交流，使其处于安静、愉快的状态。

二是湿疹婴儿慎重抚触。如果是渗出型的，千万不要进行抚触。若只是脸上有几粒湿疹，则可正常进行，但在抚触身体时也要特别注意，因为容易生湿疹的孩子，其皮肤往往比较敏感，容易产生过敏现象。

三是婴儿生病时酌情抚触。越是生病的孩子，越是需要得到父母的关爱。可根据婴儿的情况做部分抚触动作。

四是抚触时手掌不要离开婴儿的皮肤，开始时动作轻柔，逐渐增加压力。对于新生儿而言，手法的力度要根据新生儿的感受度进行调整。通常标准：做完之后皮肤发红，则表示力度好；皮肤不变色，则力度过小。如果只做 1 次或 2 次，皮肤明显发红，表示力度过大，应以新生儿不哭不闹为宜。

五是在抚触的过程中，不要强迫婴儿保持固定姿势。如果婴儿出现肌肉变得僵硬，或者用手推开、用脚蹬等抵抗情况，抚触者需暂停抚触，改用其他互动的方式，如摸一摸婴儿的其他身体部位，或把婴儿先抱起来安抚一下，过一会儿再尝试，而不能机械地按照抚触的步骤强硬地给婴儿继续抚触，这样反而会使婴儿对抚触产生反感。

六是每个抚触动作不能重复太多，以 4~6 次为宜，总时间为 10~15 分钟。

七是抚触不一定非要按照从头到脚、从左到右的顺序，每个动作一一做到，可以按照婴儿的喜好来安排，可以打乱抚触的顺序，或自创几个婴儿喜欢的动作。

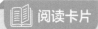 阅读卡片

一张表了解不同月龄扩展抚触怎样做

根据宝宝月龄，新手爸妈可以进行扩展抚触，不同月龄扩展抚触的做法不同（见表 2-1）。宝宝在 7 个月之后，单向的抚触就可以变成配合宝宝的运动能力发展一起玩起来。

表 2-1　不同月龄扩展抚触的做法

月龄	爸爸妈妈怎么做
1 月龄	手抓握 4 次；屈肘 4~6 次；扩胸、两臂收至胸前 4~8 拍；屈腿 4~6 次；俯卧抬头 30 秒
2 月龄	手抓握 4 次；屈肘 4~6 次；扩胸交叉双臂上举 45°，8 拍；屈腿 4~6 次；膝关节伸直上举 45°；俯卧抬头 45°，1 分钟以上，每天数次
3 月龄	手抓握 4 次；屈肘 4~6 次；扩胸交叉双臂上举 8 次；一边念儿歌，一边手碰手 4~6 次；屈腿 4~6 次；膝关节伸直上举 90°，6~8 次；90°侧翻身；俯卧抬头 90°，2 分钟以上
4 月龄	手抓握 4 次；屈肘 4~6 次；扩胸交叉双臂上举 8 次；手碰手 4~6 次；仰卧拉坐 2~3 次；屈腿 4~6 次；膝关节伸直上举 90°，6~8 次
5 月龄	鼓励宝宝主动抓握。可用彩色的物体引导宝宝主动抓握 2~3 次；屈肘 4~8 次；胸交叉双臂上举 4~8 次；手碰手，4~6 次；手握拉坐，2~3 次（头能竖起就可练习扶坐）；双下肢上举 90°（手握膝关节），仰卧至侧卧
6 月龄	屈肘 4~6 次；扩胸交叉双臂上举 8 次；独坐（用枕头支撑）；主动抓握 3 次；手碰手，4~6 次；屈腿 4~6 次；双下肢上举 90°（手握膝关节），6~8 次；翻身左右各 2 次；扶站跳跃（双手扶腋下）3 次

资料来源：陈敏.在家这样给宝宝做抚触 [J].父母必读，2020（3）：84-85.

二、国内改良经络按摩法

在国际标准法基础上加入穴位按摩。如在腰背部抚触时，用两手大拇指指腹按摩督脉穴和足太阳膀胱经穴，捏脊 3~5 次；头面部抚触时，用两手拇指指腹轻轻按摩印堂穴、太阳穴、耳前和耳后乳突部；抚触手部和下肢时，用拇指指腹分别按摩婴儿五指上对应心、肺、脾、肝、肾的相应部位和足三里；按摩每个穴位或部位 10~15 次。

三、游泳与改良式抚触结合法

（一）操作手法

这种方法的实施顺序是先对婴儿进行改良式抚触，再游泳。

对于新生儿而言，抚触在出生后 24 小时开始，在喂奶后 1 小时或两次喂奶之间进行抚触。抚触者用润肤油润滑双手，采用改良式抚触法，先俯卧位抚触新生儿背部、臀部，然后仰卧位按摩头部、胸部、腹部。

对于新生儿而言，游泳也是在出生后 24 小时开始，1 天 1 次。第一次时间可以短一些，8 分钟左右，从第 2 次起，慢慢延长时间，每次 10~15 分钟。

婴儿进行游泳前，将双保险游泳圈套入婴儿颈部，下水前用左手臂扶着头颈和背部，右手从婴儿两腿之间扶着臀部，保持其身体直立。先将双下肢及臀部放入水中摆动片刻，待婴儿适应后将其放入水中，使其头部保持在水面上，在水中按摩婴儿四肢的主要关节，即肩、肘、膝、踝关节，帮助婴儿做节律性被动放松运动，做伸屈四肢、转体及划水运动 5 分钟，自由活动 5~10 分钟。

（二）注意事项

室温控制在 28℃，水温控制在 38~40℃，水深 60 厘米，确保一人一池一水，新生儿泳前用防水脐贴保护脐部。

泳圈清洗后用乙醇消毒，防止交叉感染。

第三节 婴儿被动操

婴儿操分为婴儿被动操和婴儿主被动操，前者适用于 2~6 月龄的婴儿，后者适用于 7~12 月龄的婴儿。本节主要介绍婴儿被动操的含义、好处、操作方法及注意事项。

一、婴儿被动操的含义

婴儿被动操是根据婴儿生长发育规律设计的一套动作，是婴儿早期教育训练的组成部分。它是一项由家长或专业护理人员帮助婴儿完成的有节拍的肌肉和关节被动运动。婴儿被动操操作科学、简单易学，是一项针对婴儿的保健活动。

被动操可以为今后的主动运动做准备，也可以为主动运动的发展奠定基础。

二、婴儿被动操的好处

（一）促进婴儿体格的生长

一方面，婴儿被动操对促进婴儿体重的增加有显著作用。婴儿期（特别是前 6 个月）是体重增长最快的时期，在此期间如能每天坚持给婴儿做被动操，能使胃肠道激素如胃泌素、胰岛素释放增加，促进胃肠蠕动，帮助食物消化吸收，加速食物排空，增强婴儿新陈代谢，增进食欲，从而促进体重的增加。

另一方面，被动操锻炼可以预防早产儿代谢性骨病的发生。有学者将此描述为"骨骼对机械性使用的结构性适应"，即骨骼和关节的机械性负荷可以通过与骨骼相连的肌肉收缩来刺激骨的形成和生长。

（二）促进婴儿动作的发展

6 个月以内的婴儿由于运动机能发育不完善，不能独立行动，身体经常处于的一种姿势，这对他们的身体发育不利。婴儿被动操可以锻炼婴儿全身的骨骼和肌肉，促使婴儿的动作变得更加灵敏、协调，肌肉更加发达。长期坚持做婴儿操，可使婴儿初步的、无意的、无秩序的动作逐步形成和发展分化为有目的的协调动作。研究发现，在运动能力方面，经常做被动操的婴儿较不做被动操的婴儿要发育得早。

（三）促进婴儿神经、心理的发展

一方面，婴儿被动操可以帮助婴儿建立良好的神经通路。婴儿被动操的内在原理是通

过刺激神经和肌肉来提高婴儿整体生理系统生长的活跃性，通过有节律的运动，中枢神经系统对运动信息进行加工，促进大小脑同时发育。

婴儿通过自己的感觉和运动来探索事物，每天有规律地做婴儿操及反复训练，可帮助其建立良好的神经通路，大脑会配合这种规律进行自动调试，婴儿也会把不间断的学习作为一种乐趣。与此同时，婴儿被动运动时可受到感性刺激，这些刺激有助于他们的感官发育和成熟，对其感知觉发展有益。

另一方面，运动本身可以促进婴儿神经系统的发育。人的运动动作是受大脑支配的，运动的发育与脑的形态和智能发育的部位、神经纤维髓鞘化的时间和程度有关。人体各部位在大脑皮层都有相应的运动中枢，婴儿运动能力的发展能刺激大脑皮层，使之更加活跃，更精确地支配、指挥运动和动作。

（四）增加亲子情感交流

婴儿离开母体进入未知环境，对外界产生强烈的恐惧感，但其语言功能尚未完全发育，只能通过啼哭来表达恐惧，此时婴儿对母体存在本能的依赖，当接触熟悉的气息时，会出现天然的安全感，婴儿接受母亲或其他直系亲属的被动操和智能训练时，婴儿神经得到放松，产生明显的愉悦感。可以说，被动操就是一种很好的亲子交流，能够促进母婴依恋的形成，促进婴儿的情绪社会化。

除此之外，婴儿被动操可以增加婴儿对外界环境的适应性，增强免疫功能，减少疾病对生长发育的影响。

总之，被动操作为婴儿的一种被动运动，不仅能促进婴儿体格、肌肉的发育，还对婴儿早期智力发展和以后性格的培养有良好的促进作用，对建立健康的亲子关系和良好的社会适应性有着不可估量的价值。

三、婴儿被动操的操作方法

（一）准备工作

保持适宜的房间温度。给婴儿做被动操时，室温要保持在 20℃左右，天气炎热时要注意开窗通风，保持室内空气新鲜。

选择安静清洁的房间，脱去婴儿的外衣（冬天也要让婴儿少穿些），把婴儿放在床上或铺上垫子的其他平面上。

播放轻柔的音乐，也可以播放童谣。

做操前，成人应洗手，摘掉手表、戒指等首饰。冬天还应搓手，使之温暖。

（二）操作步骤

准备运动

准备运动的作用是消除肌肉、关节的僵硬状态，适应机体活动的需要，避免外伤。

操作要领

预备姿势：婴儿自然放松仰卧，成人握住婴儿两手腕。

动作一：从手腕向上按摩四下至肩。

动作二：从足踝按摩四下至大腿部。

动作三：自胸部按摩至腹部（成人手呈环形，由里向外，由上向下）。

动作四：还原准备姿势。

每个动作为一个节拍，一共两个八拍：

"1，2，3，4，5，6，7，8"；

"2，2，3，4，5，6，7，8"。

一般而言，婴儿被动操共八节。成人也可以根据婴儿情况增加一些动作，如按摩手足动作等。

第一节　伸展上肢运动

伸展上肢运动（见图 2-8）的作用是活动婴儿的肩部肌肉及关节。

操作要领

预备姿势：婴儿自然放松仰卧，成人握住婴儿两手腕。

动作一：左臂上举 45°，还原。

动作二：右臂上举成 45°，还原。

动作三：左腿上举 45°，还原。

动作四：右腿上举 45°，还原。

每个动作为一个节拍，一共两个八拍：

"1，2，3，4，5，6，7，8"；

"2，2，3，4，5，6，7，8"。

（2）东拼西凑

创业初创阶段，所需资源可以东拼西凑。如从各个渠道筹集，积……

点，可能每一个渠道所获得的资源不多，但只要不是核心资源，往往……

东拼西凑，可能获得的资源质量不太好，但只要不是核心资金问题，往往……

渡过创业的关键难关，也很宝贵。例如创业初期的资金问题，往往……

西凑出来的，不够还要向各种社会关系筹借。

（3）借船出海

创业者创业初期十分弱小，如果能傍上一个较好的平台，借助……

创业成功也会容易很多。例如，创业者可通过加盟知名连锁品牌，……

站在巨人的肩膀上，无疑也抬高了自己的身价，有公司的成熟管理……

意会轻松许多。又例如，创业者可借大的营销平台，如线上的阿里……

和沃尔玛，来更快更好地做大生意。还可借助一个区域的行业扎堆……

资源和高涨的客户人气。

（4）以小搏大

头，不易陷入泥潭。而对 "财"，也要把

要 "轻"，要 "轻财"，不要把

缺，但它不是万能的，很多问题不是钱的问题，钱也并不是企业

力，"钱" 自然会主动 "投怀送抱"；企业若没有竞争力，即使拥

壹号土猪的 "战略性亏损"

"壹号土猪" 的创始人陈生说，关键时刻的一个选择，决定了你是

型企业还是大企业。虽然第一年 "壹号土猪" 亏损，但陈生能算出

钱。他把当时的亏损称为 "战略性亏损"，因为营销费用过高。比

员工经维多了 30 家的人力。如果把运营成本拍摊，很多档口当月

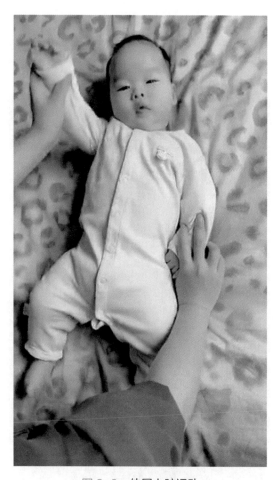

图 2-8　伸展上肢运动

第二节　扩胸运动

扩胸运动（见图 2-9）的作用是活动婴儿肩、肘关节及上肢、胸部肌肉。

操作要领

预备姿势：婴儿自然放松仰卧，成人握住婴儿两手腕。

动作一：两臂左右分开。

动作二：两臂胸前交叉。

动作三：两臂左右分开。

动作四：还原预备姿势。

每个动作为一个节拍，一共两个八拍：

"1，2，3，4，5，6，7，8"；

"2，2，3，4，5，6，7，8"。

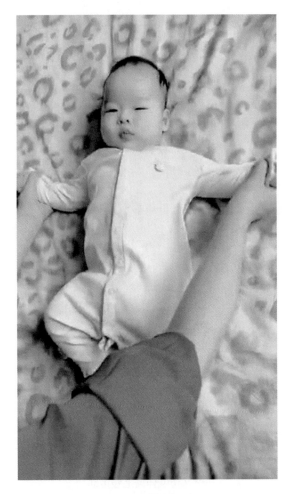

图 2-9 扩胸运动

第三节 伸屈肘关节运动

伸屈肘关节运动（见图 2-10）的作用是活动婴儿的肘关节。

操作要领

预备姿势：婴儿自然放松仰卧，成人双手握住婴儿的双手，把拇指放在婴儿手掌内，让婴儿握拳。

动作一：向上弯曲左臂肘关节。

动作二：还原。

动作三：向上弯曲右臂肘关节。

动作四：还原。

每个动作为一个节拍，一共两个八拍：

"1，2，3，4，5，6，7，8"；

"2，2，3，4，5，6，7，8"。

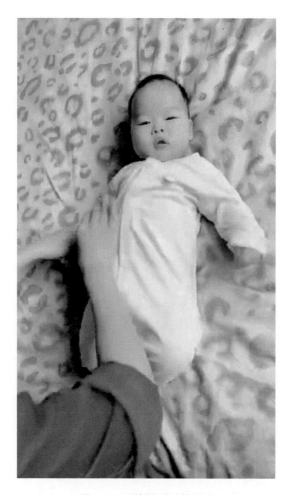

图 2-10 伸屈肘关节运动

第四节 伸屈手腕运动

伸屈手腕运动（见图 2-11）的作用是活动婴儿的手腕。

操作要领

预备姿势：婴儿自然放松仰卧，成人双手放在婴儿左手手腕处。

动作一：向上弯曲左手手腕。

动作二：还原。

动作三：向上弯曲右手手腕。

动作四：还原。

每个动作为一个节拍，一共两个八拍：

"1，2，3，4，5，6，7，8"；

"2，2，3，4，5，6，7，8"。

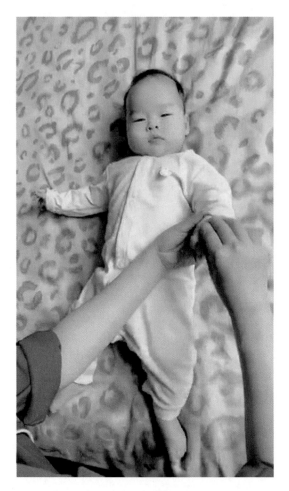

图 2-11　伸屈手腕运动

第五节　伸展下肢运动

伸展下肢运动（见图 2-12）的作用是活动婴儿膝关节、髋关节及下肢肌肉。

操作要领

预备姿势：婴儿自然放松仰卧，两腿伸直，成人两手轻握婴儿脚腿。

动作一：左腿屈曲至腹部。

动作二：还原。

动作三：右腿屈曲至腹部。

动作四：还原。

每个动作为一个节拍，一共两个八拍：

"1，2，3，4，5，6，7，8"；

"2，2，3，4，5，6，7，8"。

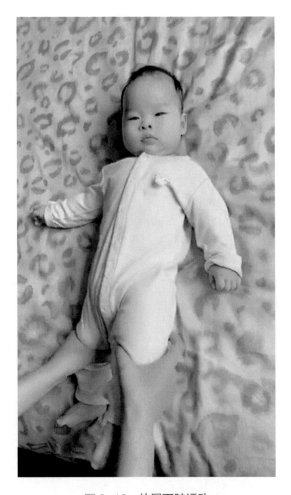

图 2-12 伸展下肢运动

第六节 伸屈踝关节运动

伸屈踝关节运动（见图 2-13）的作用是活动婴儿的踝关节。

操作要领

预备姿势：婴儿自然放松仰卧，成人左手握住婴儿左脚脚踝，右手握住婴儿右脚脚掌，把拇指放在婴儿脚背处。

动作一：向上伸屈左脚脚踝。

动作二：还原。

动作三：向上伸屈右脚脚踝。

动作四：还原。

每个动作为一个节拍，一共两个八拍：

"1，2，3，4，5，6，7，8"；

"2，2，3，4，5，6，7，8"。

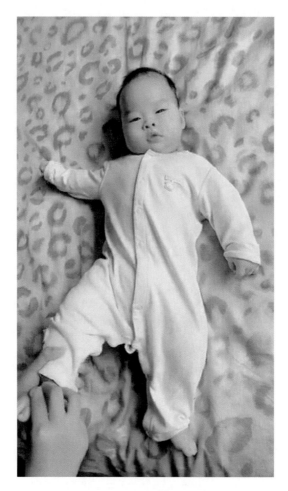

图 2-13　伸屈踝关节运动

第七节　转体翻身运动

转体翻身运动（见图 2-14）的作用是发展巩固婴儿的翻身动作，促进婴儿动作的灵活性。

操作要领

预备姿势：婴儿仰卧，成人一手握住婴儿前上臂，一手托住背部。

动作一：将婴儿从仰卧推向俯卧。

动作二：将婴儿从俯卧推向仰卧。

每个翻身动作为四个节拍，一共两个八拍：

"1，2，3，4，5，6，7，8"；

"2，2，3，4，5，6，7，8"。

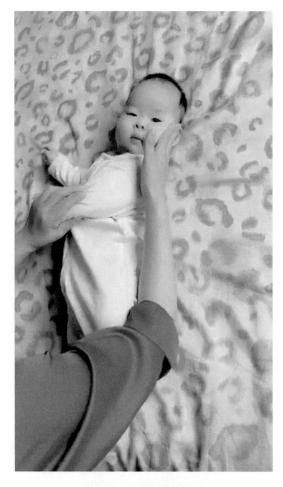

图 2-14 转体翻身运动

第八节 伸屈膝关节运动

伸屈膝关节运动（见图 2-15）的作用是活动婴儿的膝关节。

操作要领

预备姿势：婴儿俯卧，成人右手握住婴儿右脚脚踝。

动作一：向上弯曲右腿膝关节。

动作二：还原。

动作三：向上弯曲左腿膝关节。

动作四：还原。

每个动作为一个节拍，一共两个八拍：

"1，2，3，4，5，6，7，8"；

"2，2，3，4，5，6，7，8"。

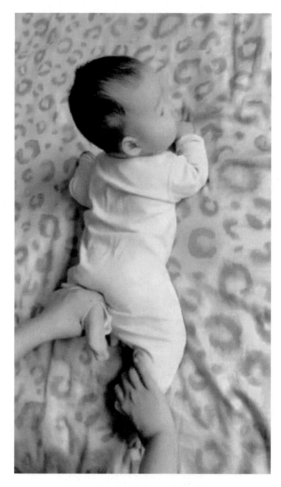

图 2-15　伸屈膝关节运动

四、婴儿被动操的注意事项

一是做操时间要避开婴儿疲劳、饥饿、饱腹的状态。

二是做操时动作要轻柔、有节律，力度要轻，顺着婴儿关节屈伸的方向，缓慢轻柔地化解婴儿的抵抗力量，避免过度的牵拉和负重动作，以免损伤婴儿的骨骼、肌肉和韧带。由于婴儿关节尚在发育中，做操时关节运动的幅度不能过大，防止造成脱臼。

三是在做被动操的过程中，要注意观察婴儿的反应，找出婴儿喜欢的方式和动作。这里需要说明的是，被动操的操作步骤不是固定的，可以进行微调。成人可根据婴儿月龄和具体发育情况，不必完全按照被动操的顺序，可节选其中的几节重点训练。如果婴儿平日换尿布时分腿困难或做被动操时身体紧张不安，哭闹厉害，那么婴儿有可能存在肌张力异常的现象。建议家长及时带婴儿前往专业的医院就诊。

四是时间控制在 10~15 分钟，每日 2~3 次。需要注意的是，这个时间和频率是针对肌张力及体格发育正常的婴儿而确定的。婴儿锻炼要因人而异，体弱和疾病初愈的婴儿要少做，生病期间的婴儿应停止做操。婴儿情绪反应激烈或有不适时，应暂停运动。

五是运动量要逐渐增加，每节动作由 2~4 次慢慢增加到 4~8 次。习惯以后，再增加次数。

六是做操时，要充分发挥婴儿的主观能动作用。

七是做完操后，要让婴儿安静休息 20~30 分钟，如有汗，要用软毛巾擦干。

| 第四节 | 婴儿主被动操

婴儿主被动操适用于 7~12 月龄的婴儿，本节主要介绍婴儿主被动操的含义、好处、操作方法及注意事项。

一、婴儿主被动操的含义

婴儿主被动操是在成人的适当扶持下，加入婴儿的部分主动动作来完成的一套动作操。它是一项简单、科学、规范、安全、有效的婴儿健康保健活动。

二、婴儿主被动操的好处

7~12 月龄的婴儿已经有了初步的自主活动的能力，能自由转动头部，自己翻身，独坐片刻，双下肢已能负重，并上下跳动。

婴儿主被动操的动作主要有锻炼四肢肌肉关节的上下肢运动，锻炼腹肌、腰肌以及脊柱的桥形运动、拾物运动，为站立和行走做准备的立起、扶腋下步行、双脚跳跃等动作。婴儿每天进行主被动操的训练，可活动全身的肌肉关节，为爬行、站立和行走打下基础，促进婴儿脊柱的正常发育。与此同时，婴儿主被动操还可以强化婴儿的四肢协调能力，推动其运动意识的发展。

除此之外，婴儿主被动操在促进婴儿体格的生长、神经系统的发育和亲子感情等方面也具有促进作用。

三、婴儿主被动操的操作方法

（一）准备工作

保持适宜的房间温度，一般为 26℃ ~28℃（视季节和气温而定）。

做好物品准备，如软垫、宽松的衣物、毛巾、婴儿喜欢的玩具（平滑无棱角，适宜抓握）。

成人做好卫生工作，如洗手、剪短指甲等。

播放轻柔的音乐。

运动开始前，可先进行婴儿抚触，做好婴儿的热身工作。

（二）操作步骤

婴儿主被动操共八节。

第一节　起坐运动

起坐运动（见图 2-16）操作要领如下。

预备姿势：婴儿仰卧，两臂放在躯体的两侧，成人握住婴儿手腕，拇指放在婴儿手心里，让婴儿握拳。

动作一：把婴儿双臂拉向胸前，两手距离与肩同宽。成人握住婴儿的手腕，慢慢拉引婴儿向上、向前（不要过于用力），让婴儿自己使劲坐起来。

动作二：还原成仰卧姿势。

每个动作两个节拍，共两个八拍：

"1，2，3，4，5，6，7，8"；

"2，2，3，4，5，6，7，8"。

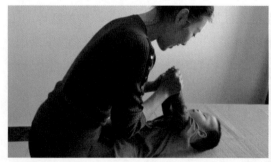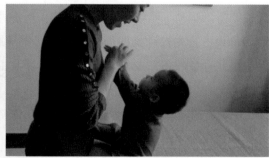

图 2-16　起坐运动

第二节　起立运动

起立运动（见图2-17）操作要领如下。

预备姿势：婴儿俯卧，双手支撑在胸前，成人双手握住婴儿肘部。

动作一：成人握住婴儿肘部，让婴儿慢慢从俯卧位变成用双膝跪地。

动作二：扶婴儿站起。

动作三：双膝再跪地，还原至俯卧姿势。

共两个八拍：

"1，2，3，4，5，6，7，8"；

"2，2，3，4，5，6，7，8"。

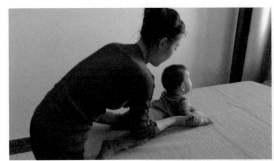
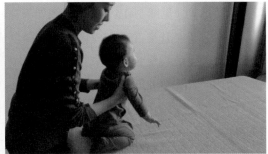
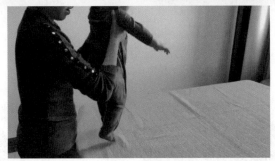

图2-17　起立运动

第三节　提腿运动

提腿运动（见图2-18）操作要领如下。

预备姿势：婴儿俯卧，两肘支撑身体，两手向前平放。成人握住婴儿的两小腿。

动作一：成人轻轻向上抬起婴儿双腿，只抬高婴儿的下肢，胸部不得离开床面。

动作二：还原成预备姿势。

每个动作两个节拍，共两个八拍：

"1，2，3，4，5，6，7，8"；

"2，2，3，4，5，6，7，8"。

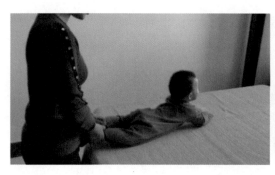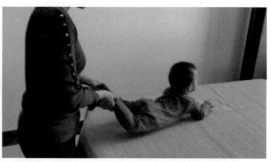

图 2-18　提腿运动

第四节　弯腰运动

弯腰运动（见图 2-19）操作要领如下。

预备姿势：让婴儿背向成人站在前面，成人一手扶住婴儿双膝，另一手扶住婴儿腹部，在婴儿前方，放一玩具。

动作一：让婴儿弯腰前倾。

动作二：鼓励孩子拾取玩具。

动作三：拾取玩具慢慢复原。

动作四：成直立状态。

每个动作一个节拍，共两个八拍：

"1，2，3，4，5，6，7，8"；

"2，2，3，4，5，6，7，8"。

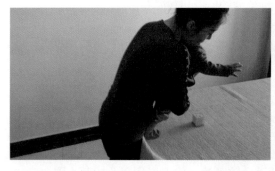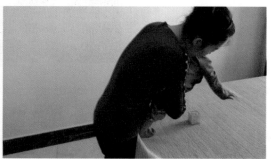

图 2-19　弯腰运动

第五节　挺胸运动

挺胸运动（见图 2-20）操作要领如下。

预备姿势：婴儿俯卧，两手向前伸出，成人双手扶住婴儿腋下。

动作一：成人轻轻地使婴儿上体抬起，并使其挺胸。

动作二：复原。

每个动作两个节拍，共两个八拍：

"1，2，3，4，5，6，7，8"；

"2，2，3，4，5，6，7，8"。

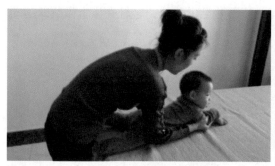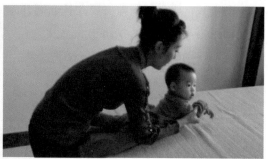

图 2-20　挺胸运动

第六节　转体翻身运动

转体翻身运动（见图 2-21）操作要领如下。

预备姿势：让婴儿仰卧，成人右手握住婴儿双手，左手扶住婴儿背部。

动作一：成人帮助婴儿向左翻身，再转体，到俯卧状。

动作二：还原至仰卧姿势。

动作三：成人帮助婴儿向右边做翻身、转体运动。

动作四：还原。

每个动作两个节拍，共两个八拍：

"1，2，3，4，5，6，7，8"；

"2，2，3，4，5，6，7，8"。

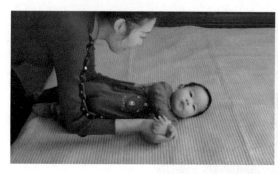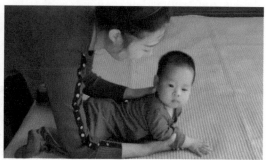

图 2-21　转体翻身运动

需要注意的是，与婴儿被动操中的转体翻身运动不同，婴儿主被动操中的转体翻身应更加注重婴儿主动动作的发生。

第七节　跳跃运动

跳跃运动（见图 2-22）操作要领如下。

预备姿势：婴儿面对面站在成人面前，成人用双手扶住婴儿腋下。

动作一：成人稍用力将婴儿托起离开床面，让婴儿足尖着地，轻轻在床上做跳跃运动。

动作二：还原至站立动作。

每个动作两个节拍，共两个八拍：

"1，2，3，4，5，6，7，8"；

"2，2，3，4，5，6，7，8"。

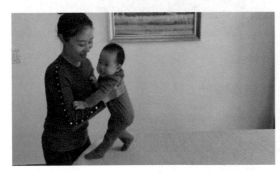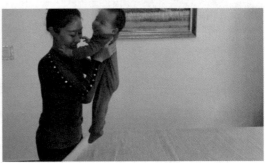

图 2-22　跳跃运动

第八节　扶走运动

扶走运动（见图 2-23）操作要领如下。

预备姿势：婴儿站立，成人站在婴儿背后或前面，扶婴儿腋下或前臂。

动作一：成人扶着婴儿，让他向前迈步走，四步，一步一个节拍。

动作二：成人扶着婴儿，让他向后退步走，退四步。

共两个八拍：

"1，2，3，4，5，6，7，8"；

"2，2，3，4，5，6，7，8"。

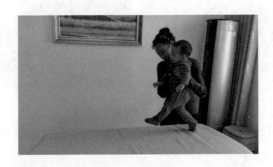

图 2-23　扶走运动

四、婴儿主被动操的注意事项

除了与婴儿被动操相同的注意事项，如动作轻柔，注意观察婴儿反应，循序渐进等以外，婴儿主被动操操作时还需要注意以下问题。

一是婴儿主被动操的顺序是可以调整的，应避免婴儿仰卧或俯卧过久。

二是不要勉强婴儿做出相关动作，应确保婴儿身体的安全。

本章小结

抚触是指通过双手对婴儿的全身各部位皮肤进行有次序的、有手法技巧的按摩，进而通过皮肤感受器传达至大脑，起到促进婴儿身心发展的作用。抚触是一种医疗方法，是一种系统方法，是一种科学育婴方法，也是一种爱的传递。抚触不仅对婴儿的生长、发育和情感健康发展有显著影响，而且对提供抚触的家长也有减轻紧张程度和降低紧张激素的作用。婴儿抚触的方法包括国际标准法、国内改良经络按摩法和游泳与抚触改良式抚触结合法。

婴儿操分为婴儿被动操和婴儿主被动操，前者适用于2~6月龄的婴儿，后者适用于7~12月龄的婴儿。

婴儿被动操是根据婴儿生长发育规律设计的一套动作操，是儿童早期教育训练的组成部分。它是一项由家长或专业护理人员帮助婴儿完成的有节拍的肌肉和关节的被动运动。婴儿被动操操作科学、简单易学，是一项针对婴儿的保健活动。被动操可以为今后的主动运动做准备，也可以为主动运动的发展奠定基础。婴儿被动操可以促进婴儿体格的生长，促进婴儿动作的发展，促进婴儿神经、心理的发展，还可以增进亲子情感交流。在进行婴儿被动操前，需要做好相关准备工作。婴儿被动操共八节：伸展上肢运动、扩胸运动、伸屈肘关节运动、伸屈手腕运动、伸展下肢运动、伸屈踝关节运动、转体翻身运动和伸屈膝关节运动。

婴儿主被动操是在成人的适当扶持下，加入婴儿的部分主动动作来完成的一套动作。它是一项简单、科学、规范、安全、有效的婴儿健康保健活动。婴儿每天进行主被动操的训练，可活动全身的肌肉关节，为爬行、站立和行走打下基础，促进婴儿脊柱的正常发育，强化婴儿的四肢协调能力，推动其运动意识的发展。除此之外，婴儿主被动操在婴儿体格的成长、神经系统的发育和亲子感情等方面也具有促进作用。在进行婴儿主被动操前，也需要做好相关准备工作。婴儿主被动操共八节：起坐运动、起立运动、提腿运动、弯腰运动、挺胸运动、转体翻身运动、跳跃运动和扶走运动。

💡 **基础知识巩固**

一、多选题

1. 以下关于婴儿抚触的描述中，正确的是（　　　）。

　　A. 抚触是一种医疗方法　　　　　　B. 抚触是一种系统方法

　　C. 抚触是一种科学育婴方法　　　　D. 抚触是一种爱的传递

2. 以下关于婴儿抚触时机的描述中，正确的是（　　　）。

　　A. 婴儿两次进食之间　　　　　　　B. 婴儿游泳前

　　C. 婴儿午睡前　　　　　　　　　　D. 婴儿饥饿时

3. 以下各项中属于婴儿抚触准备工作的有（　　　）。

　　A. 调节温湿度　　　　　　　　　　B. 轻柔的音乐

　　C. 抚触油　　　　　　　　　　　　D. 隔尿垫

4. 以下各项中属于婴儿被动操好处的有（　　　）。

　　A. 促进婴儿体格的生长　　　　　　B. 促进婴儿动作的发展

　　C. 促进婴儿神经、心理的发展　　　D. 增进亲子情感交流

二、填空题

1. 婴儿抚触的方法包括_____、_____和_____。

2. 婴儿被动操包括伸展上肢运动、_____运动、伸屈肘关节运动、伸屈手腕运动、伸展下肢运动、伸屈踝关节运动、_____和_____运动。

3. 婴儿主被动操包括起坐运动、_____运动、提腿运动、弯腰运动、挺胸运动、转体翻身运动、跳跃运动和_____运动。

三、判断题

1. 抚触对早产儿、患病的新生儿和正常婴儿都有积极的影响。　　　　　（　　　）

2. 抚触对婴儿的运动系统没有好处。　　　　　　　　　　　　　　　　（　　　）

3. 抚触只能由专业护理人员进行。　　　　　　　　　　　　　　　　　（　　　）

四、论述题

1. 请论述婴儿抚触的注意事项。

2. 请论述婴儿被动操的注意事项。

📄 **典型案例分析**

　　菲儿是个早产儿，出生时体重只有 1.75 千克，瘦小的模样令家里人放在手里怕摔了，含在嘴里怕化了，娇贵得不得了。菲儿在刚开始接受抚触时，很不配合，又哭又闹。菲儿的奶奶是一位传统保守的农村老太太，不容易接受新鲜事物，看到菲儿抚触时总是哭闹，

就嚷着不要给菲儿进行抚触了。

问题：请运用所学知识，分析如何处理这一问题。

 实训操作练习

1. 利用仿真娃娃，两人一组进行婴儿抚触，并相互点评。

2. 利用仿真娃娃，两人一组操作婴儿被动操，并相互点评。

3. 利用仿真娃娃，两人一组操作婴儿主被动操，并相互点评。

第三章　中医对婴幼儿生理病理的认识

学海
导航

（1）了解中医对婴幼儿生长发育的认识。

（2）了解中医对婴幼儿生理和病理特点的认识。

（3）熟悉中医对婴幼儿疾病的辨证要点。

（4）能够根据婴幼儿的症状体征初步判断婴幼儿的整体情况。

结构
导图

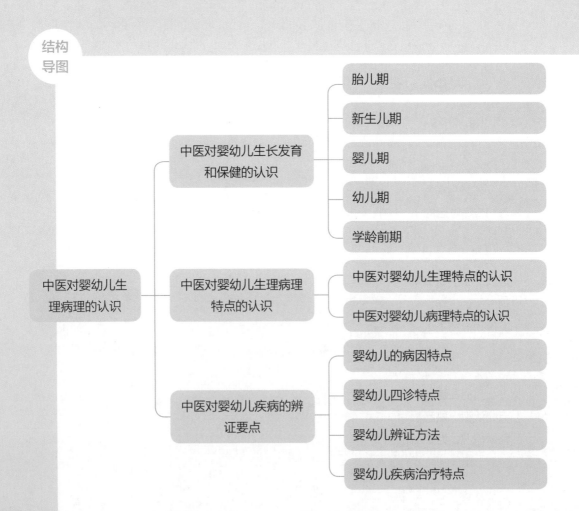

佳佳，女，两岁半，身长 83.5 厘米，体重 9.7 千克，食欲不佳，每天只肯吃少量饼干、米粥，还要家长追着喂，脸色黄、头发干枯、爱哭闹。去医院检查显示生长发育略落后于同龄女孩，有缺铁性贫血，无其他器质性疾病，医生让增加营养，饮食中适当增加猪肝、动物血制品等含铁高的食物。但是本来就食欲差、挑食的佳佳怎么也不肯吃这些食物，家人非常着急，邻居阿姨说可以去试试中医小儿推拿。但父母比较犹豫，因为对中医不了解，担心不科学。

问题 • **中医对婴幼儿生长发育、生理病理是怎么认识的呢？中医到底可不科学呢？**

分析 • 中医儿科学是以中医学理论体系为指导，以中国传统的中药、针灸、推拿等治疗方法为手段，研究自胎儿至青少年这一时期小儿的生长发育、生理病理、喂养保健，以及各类疾病预防和治疗的一门医学学科。中医儿科学汇聚了中华民族数千年来小儿养育和疾病防治的丰富经验，随着中医学的发展而逐步形成了自己的理论和实践体系。

中医药（民族医药）是中国各族人民在几千年生产生活实践和与疾病做斗争中逐步形成并不断丰富发展的医学学科，为中华民族的繁衍昌盛做出了重要贡献，对世界文明进步产生了积极影响。新中国成立以后，特别是改革开放以来，党中央、国务院高度重视中医药工作，中医药事业取得了显著成就。但我们也要清醒地看到，当前中医药事业发展还面临不少问题，不能适应人民群众日益增长的健康需求。《中共中央国务院关于深化医药卫生体制改革的意见》（中发〔2009〕6 号）提出，要坚持中西医并重的方针，充分发挥中医药作用。

我们在这一章节主要了解中医对婴幼儿生长发育的理论认识、婴幼儿生理和病理特点的认识，熟悉婴幼儿疾病的辨证要点，能够根据婴幼儿的症状体征初步判断婴幼儿的整体情况，为采取正确按摩措施对婴幼儿进行日常保健，以及为某些婴幼儿疾病做辅助按摩护理做好基本的理论准备。

第一节 中医对婴幼儿生长发育和保健的认识

古代医家对小儿年龄的分期，最早在《灵枢·卫气失常》就提出："十八已上为少，六岁已上为小。"《小儿卫生总微论方·大小论》认为："当以十四岁以下为小儿治。"《寿世保元》更细分为婴儿、孩儿、小儿、龆龀、童子、稚子等。小儿生命活动起于胚胎，始终处在生长发育的动态、连续变化过程中，传统医学认为，不同年龄的小儿，其形体、生理、病理等方面各有其不同特点和差异，养育、保健、疾病防治等也有着不同的要求。明代著名儿科医家万全在《万氏家藏育婴秘诀·十三科》中提出了四种育婴方法，即"预养以培其元，泰阳以保其真，蓐养以防其变，鞠养以慎其疾。"系统地总结了孕前、孕期、围生期、出生后四个阶段的儿童保健方法。

一、胎儿期

从男女生殖之精相合而受孕，直至分娩断脐，这一时期属于胎儿期。胎龄从孕妇末次月经的第1天算起为40周，280天，以4周为一个妊娠月，俗称"怀胎十月"。胎儿在孕育期间，与其母借助胎盘脐带相连，完全依靠母体气血供养，在胞宫内生长发育。这一时期既受到父母体质强弱、遗传因素的影响，又取决于孕母之营养、心理、精神状况、卫生环境等条件的影响。

《小儿药证直诀变蒸》中"小儿在母腹中乃生骨气，五脏六腑成而未全"正是对胎儿期生理特点的高度而生动的概括。

《外台秘要小儿初受气论》引崔氏论曰："小儿初受气，在娠一月结胚，二月作胎，三月有血脉，四月形体成，五月能动，六月筋骨立，七月毛发生，八月脏腑俱，九月谷气入胃，十月百神能备而生矣。"从传统医学角度总结了胎儿期生长发育的基本情况。

古代医家在护胎、养胎、胎教方面总结了很多宝贵经验，有的一直沿用至今。

胎儿期保健的第一步是"预养以培其元"，而胎儿期保健的主要内容是"胎养以保其真"。在胎儿期保健中，孕母的体质、营养、用药、起居、环境、情绪等因素，均会影响胎儿的生长发育。胎儿的生长发育，全赖母体的气血供养，孕妇的气血盈亏，又直接与饮食营养及脾胃功能相关。胎儿在腹，脐带是母体与胎儿气血经络相通的纽带。

在整个孕期内，尤其在妊娠早期12周的胚胎期，从受精卵细胞至基本形成胎儿，这期间最易受到各种病理因素，如感染、药物、劳累、物理、营养缺乏，以及不良心理因素等伤害，造成流产、死胎或先天畸形。妊娠中期16周，胎儿各器官迅速增长，功能也逐渐成熟。妊娠后期12周，胎儿以肌肉发育和脂肪积累为主，体重增长快。后两个阶段若胎儿受到伤害，易发生早产或胎死腹中。因此，做好妇女孕期保健，不仅是为了保护孕妇，更是为了保护尚未出生的胎儿，保障胎儿健康孕育成长。

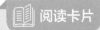 阅读卡片

围生期医学

目前，国际上将胎龄满 28 周至出生后 7 足天，定为围生期。因这一时期小儿死亡率最高，故特别强调围生期的保健。围生期保健包括胎儿及新生儿的生长发育观察和疾病防治，孕母产妇的生理卫生和饮食生活起居护理，分娩时胎儿监测技术，高危新生儿的集中监护和治疗，某些先天性疾病的筛查和及早诊断治疗等，形成了"围生期医学"。

逐月养胎法

逐月养胎法（明朝武之望所著《济阴纲目》中记载）虽然年代久远，但仍有很多可借鉴之处。

北齐名医徐之才逐月养胎方：妊娠一月名胚胎，饮食精熟，酸羹受御，宜食大麦，毋食腥辛，是谓才正。妊娠一月，足厥阴脉养，不可针灸其经（如大敦、行间、太冲、中封、五里、中等穴是也）。足厥阴内属于肝，肝主筋及血，一月之时，血行痞涩，不为力事，寝必安静，无令恐畏。

妊娠二月名始膏，无食辛臊，居必静处，男子勿劳，百节皆痛，是为胎始结。妊娠二月，足少阳脉养，不可针灸其经（如胆窍邱墟、付阳、绝骨、外立、阳陵泉等穴是也）。足少阳内属于胆，胆主精，二月之时，儿精成于胞里，当慎护勿惊动也。

妊娠三月名始胎，当此之时，未有定仪，见物而化，……欲子美好，数视璧玉，欲子贤良，端坐清虚，是谓外角而内感者也。妊娠三月，手心主脉养，不可针灸其经，手心主内属于心。毋悲哀思虑惊动。

妊娠四月，始受水精，以成血脉，食宜粳稻，羹宜鱼雁，是谓盛血气，以通耳目，而行经络。妊娠四月，手少阳脉养，不可针灸其经，手少阳内输三焦，四月之时，儿六腑顺成，当静形体，和心志，节饮食。

妊娠五月，始受火精，以成其气，卧必晏起，沐浴浣衣，深其居处，浓其衣服，朝吸天光，以避寒殃，其食稻麦，其羹牛羊，和以茱萸，调以五味，是谓养气，以定五脏。妊娠五月，足太阴脉养，不可针灸其经，足太阴内输于脾，五月之时，儿四肢皆成，毋太饥，毋甚饱，毋食干燥，毋自灸热，毋太劳倦。

妊娠六月，始受金精，以成其筋，身欲微劳，无得静处，出游于野，数观走犬、及视走马，食宜鸷鸟猛兽之肉，是谓变腠理，纫筋以养其力，以坚背膂。妊娠六

月，足阳明脉养，不可针灸其经，足阳明内属于胃，主其口目，六月之时，儿口目皆成，调五味，食甘美，毋太饱。

妊娠七月，始受木精，以成其骨，劳身摇肢，无使定止，动作屈伸，以运血气，居处必燥，饮食避寒，常食粳稻，以密腠理，是谓养骨而坚齿。妊娠七月，手太阴脉养，不可针灸其经，手太阴内属于肺，主皮毛，七月之时，儿皮毛已成，无大言，无号哭，无薄衣，无洗浴，无寒饮。

妊娠八月，始受土精，以成肤革，和心静息，无使气极，是调密腠理，而光泽颜色。妊娠八月，手阳明脉养，不可针灸其经，手阳明内属于大肠，主九窍，八月之时，儿九窍皆成，无食燥物，无辄失食，无忍大起。

妊娠九月，始受石精，以成皮毛，六腑百节，莫不毕备，饮醴食甘，缓带自持而待之，是谓养毛发，致才力。妊娠九月，足少阴脉养，不可针灸其经，足少阴内属于肾，肾主续缕，九月之时，儿脉续缕皆成，无处湿冷，无着炙衣。

妊娠十月，五脏俱备，六腑齐通，纳天地气于丹田，故使关节人神皆备，但俟时而生。

注：古代生活条件较差，故妊娠晚期出于安全考虑不提倡洗浴，现代生活条件得到改善提倡洗浴保持卫生。

二、新生儿期

自出生后脐带结扎时起至生后满 28 天，称为新生儿期。

新生儿刚刚脱离母体开始独立生存，需要在短时期内适应新的内外环境变化，但由于生理调节能力和适应能力不成熟，新生儿期的婴儿患病率和死亡率均为一生中的最高峰，常有产伤、感染、窒息、出血、溶血及先天畸形等病症。因此，新生儿期保健尤为重要。

新生儿出生后，啼哭和安睡是其两项主要的生理活动。哭则清气生，睡则浊气降。

此期小儿肺系开始呼吸，脾胃开始受盛化物、输布精微和排泄糟粕，心主神明、肝主疏泄、肾主生长的功能开始发挥。但是，此时小儿体质尤其稚嫩，五脏六腑皆成而未全、全而未壮，极易受到损伤。应当高度重视新生儿保健，才能降低其发病率和死亡率。

三、婴儿期

出生 28 天后至 1 周岁为婴儿期，亦称乳儿期。

本期婴儿已初步适应了外界环境。这个时期婴儿的特点是生长发育特别迅速。1周岁与初生时相比，小儿体重增至3倍，身长增至1.5倍，头围增大1/3左右，脏腑功能也在不断发育完善。这一时期处于乳类喂养并逐渐添加辅食的阶段，婴儿机体发育快，营养需求高。

此期婴儿脾胃运化力弱，肺卫娇嫩未固，受之于母体的免疫能力逐渐消失，自身免疫力尚未健全，容易患上肺系疾病、脾系疾病及各种传染病，故应加强对疾病的预防，提倡母乳喂养，做好科学育儿的准备。

四、幼儿期

1周岁至3周岁为幼儿期。

小儿体格增长速度较婴儿期减慢，但功能方面的发育速度加快，如学会了说话、走路，由于接触周围事物的机会增多，智力发育迅速，语言、思维、感知和运动的能力增强。

此期内幼儿20颗乳牙逐渐出齐，咀嚼能力增强，并处于断乳后食物品种转换的过渡阶段，若喂养不当、饮食失调则容易发生各种脾胃失调病症；幼儿活动增加，接触面扩大，传染病发病率增高；幼儿识别危险、自我保护能力差，易发生意外事故。要有针对性地做好幼儿期保健工作。

五、学龄前期

3周岁到6周岁为学龄前期，也称幼童期。

这一时期小儿体格生长速度减慢，智能趋于完善，好奇、爱问、求知欲强、可塑性高，是小儿形成性格特点的关键时期，也是智能开发的最佳年龄段。学龄前期的小儿逐渐确立了不少抽象的概念，如数字、时间等，运动能力和肢体协调性进一步增强，可以唱歌、画图，开始识字并可以用较复杂的语言表达自己的思维和感情，应根据该年龄段儿童的智能发育特点来开展教育。

此期儿童发病率较前几期有所下降，但也要注意加强该年龄期好发疾病（如小儿水肿、痹症等）的防治；要特别重视培养正确读写姿势，防止脊柱侧弯，保护好视力；注意口腔卫生，保护好牙齿。由于活动能力增强，此期儿童还容易发生溺水、烧烫伤、跌落、误服药物或化学制品中毒等，应注意防护。

现代医学对儿童生长发育规律的认识

一、生长发育按一定的顺序进行

人体的发育以生长为物质基础，通过量的积累完成质的变化，某些阶段生长和发育是同时进行的。生长发育有先有后，通常是由低级到高级，由简单到复杂的过程。如脑的发育要比躯干和四肢的发育早，而且迅速，动作的发展也是由粗糙到精细逐步完善的。

二、生长发育是一个连续的过程，但不同时期发育速度又有差异

个体的生长发育是一个连续不断的过程，每一个时期的机体发育状况都优于上一个时期。前期的生长发育为后期的生长发育提供条件，后期的生长发育以前期的生长发育为物质基础。因此要根据儿童的年龄特点和生长发育规律，积极创造各个阶段能促进婴幼儿生长发育的条件，使儿童更好地进入下一个发育阶段。个体这种生长发育的连续性也是不均衡的，有一定的起伏性。新生儿出生一年后身高为出生时的1.5倍左右，体重为出生时的3倍左右，这个时期生长发育非常迅速，是人的第一次生长发育高峰期，以后发育速度逐渐减慢。第二次生长发育高峰期是进入青春期以后，个体的身高、体重以及部分器官的生理结构和功能都有大幅度的变化。

三、各器官、系统的生长发育在不同时期速度快慢不一

各器官系统的生长发育水平不是完全相同的，具有各自的特点。神经系统特别是脑的发育是先快后慢，7岁左右已接近成人水平，以后的生长发育就变得比较缓慢。生殖系统的发育是先慢后快，青春期以前几乎没有什么变化，但进入青春期后，迅速发育成熟。淋巴系统的发育早期是非常迅速的，11岁左右达到高峰，以后就开始衰退。皮下脂肪的增加从1岁到6岁一直是很缓慢的，女孩从8岁、男孩从10岁起才开始加快增长。

四、生长发育状况明显存在着个体性差异

儿童的生长发育受到各种因素的影响，使得同一年龄段的个体生长发育状况不会完全在同一个水平上，体现出个体差异性。儿童生长发育的健康标准并非是绝对的，一般生长发育状况的平均常数只能代表大多数个体，不能生搬硬套。

在评价个体生长发育状况时，要考虑到各个方面因素的影响，这样才能真正了解儿童的生长发育状态，有的放矢地去创造条件，促进其身心健康发展。

| 第二节 | 中医对婴幼儿生理病理特点的认识

中医根据临床经验，归纳出婴幼儿独特的生理和病理特点，对指导婴幼儿保健、防病治病有着重要的意义。

一、中医对婴幼儿生理特点的认识

（一）脏腑娇嫩，形气未充

小儿的五脏六腑因稚嫩柔弱而不成熟，四肢百骸、肌肉筋骨、精血津液等形体结构以及肺气、脾气等机体的各种生理功能活动相对不足，以肺、脾、肾最为突出。

清代医家吴鞠通运用阴阳理论，将小儿的生理特点概括为"稚阳未充，稚阴未长"。"阴"指体内精、血、津液，及脏腑、筋骨、脑髓、血脉、肌肤等有形之质；"阳"指脏腑的各种生理功能活动；"稚"指幼嫩而未臻成熟。稚阴稚阳包括了机体柔嫩、气血未充、脾胃薄弱、肾气未充、腠理疏松、神气怯弱、筋骨未坚等特点。吴鞠通的稚阴稚阳理论，从阴阳学说方面进一步阐明了小儿时期的机体：无论是在物质基础还是生理功能方面，都是相对幼稚和不完善的。小儿生理上的"脏腑娇嫩，形气未充"的实质是"稚阴稚阳"。

（二）生机勃勃，发育迅速

小儿在发育过程中，无论是体格、智力，还是脏腑功能，均不断趋向完善与成熟，年龄越小，生长发育的速度也越快。

《颅囟经·脉法》说："凡孩子三岁以下，呼为纯阳，元气未散。"将小儿这种蓬勃生机、迅速发育的生理特点概括为"纯阳"，"纯"指小儿先天所禀之元阴元阳未曾耗散，"阳"指小儿的生命活力，如旭日之初生，草木之方萌，是一种蒸蒸日上、欣欣向荣的生理现象。若将小儿"纯阳"之体理解为病理上的阳亢阴亏、有阳无阴或阳旺热盛之盛阳之体则是不恰当的。

二、中医对婴幼儿病理特点的认识

（一）发病容易，传变迅速

由于小儿脏腑娇嫩，病邪容易入侵，且病邪易深入，故小儿患病之后，有变化迅速的特点，其寒热虚实，容易相互转化或同时出现。

北宋钱乙的《小儿药证直诀》将小儿的生理病理特点归纳为"脏腑柔弱，易虚易实，易寒易热"，他建立了儿科五脏辨证体系，是儿科体系形成的标志，他还提出心主惊、肝主风、脾主困、肺主喘、肾主虚的辨证纲领，成为中医儿科辨证学中最重要的方法。

"易虚易实"是指小儿一旦患病，则邪气易实而正气易虚，实证也往往可以迅速转化为虚证，虚证也可以转化为实证，或出现虚实并见、错综复杂的证候。"易寒易热"是指在疾病过程中，由于稚阴未长，而易伤阴，易出现阴伤阳亢，表现热的证候；又由于稚阳未充，机体脆弱，容易阳虚甩脱，表现出阴寒的证候。

（二）脏气清灵，易趋健康

由于小儿生机勃勃、活力充沛，所以小儿患病虽有传变迅速、病情易恶化的一面，但由于脏气清灵、反应敏捷的特点，加之病因单纯，又少七情之害、色欲之伤，因而在患病之后，如能恰当及时地治疗和护理，病情易好转，小儿容易较快恢复健康。

| 第三节 | 中医对婴幼儿疾病的辨证要点

本节主要介绍中医对婴幼儿疾病的辨证要点，分为婴幼儿的病因特点、婴幼儿的四诊特点，即望、闻、问、切和婴幼儿辨证方法。

一、婴幼儿的病因特点

传统医学把导致疾病的因素分四类，即外因、内因、病理产物和其他病因。外因就是中医中的外感六淫，即风、寒、暑、湿、燥、火；内因就是我们的各种情绪，即喜、怒、忧、思、悲、恐、惊；病理产物就是痰饮、淤血、结石等；其他病因包括外伤、虫兽咬伤以及烧烫伤等。

婴幼儿的病因，以外感、内伤和先天因素居多。由于独特的生理特点，婴幼儿与成人相比，对不同病因的易感程度不同。此外，不同月龄阶段的婴幼儿对不同病因的易感程度也不同，如年龄越小对六淫邪气的易感程度越高，年龄越小因乳食而伤的情况越多等。

（一）外感因素

小儿外感因素包括外感六淫之邪和疫疠之邪两方面。

1. 外感六淫

小儿为稚阴稚阳之体，脏腑娇嫩，冷暖不知自调，易被"六淫"邪气所伤；小儿肺常不足，卫外功能较成人而言更弱，易被风邪（风热、风寒）所伤，产生各种肺系疾病；小儿易被燥邪、暑邪所伤，形成肺胃阴津不足、气阴两伤的病症；小儿纯阳，六气易从火化，因而伤于外邪，以热性病症为多。

1）六淫的基本概念

六淫，即风、寒、暑、湿、燥、火六种外感病邪的统称。淫，有太过、浸淫之意，引申为不正、异常。六淫与六气既有联系，又有区别。正常情况下，风、寒、暑、湿、燥、火是自然界六种不同的气候变化，称为"六气"。六气的不断运动变化，决定了一年四季气候的不同，即春风、夏暑（火）、秋燥、冬寒、长夏湿。机体通过自身的调节，对六气有一定的适应能力，一般不会使人体发病。当气候变化异常，超过了一定限度，如六气的太过或不及，非其时而有其气（如春天应温而反寒，秋天应凉而反热等），以及气候变化过于急骤（如急骤冷、暴热等），机体不能适应，可导致疾病的发生；或当人体的正气不足，抵抗力下降时，风、寒、暑、湿、燥、火乘虚而入，导致人体发生疾病，这种情况下的六气，便称为"六淫"。由于六淫是不正之气，所以又称为"六邪"。因此，是六气还是六淫，主要与机体是否发病有关。

2）六淫致病的共同特点

外感性：六淫为病，多侵犯肌表，或从口、鼻而入，故又有"外感六淫"之称。所致疾病，统称为外感病。

季节性：六淫致病常有明显的季节性。如春季多风病，夏季多暑病，长夏多湿病，秋季多燥病，冬季多寒病等。但是，一个季节也可有多种邪气致病。

地域性：六淫致病常与生活地区密切相关。如西北高原地区多寒病、燥病；东南沿海地区多湿病、暑病。

环境性：六淫致病与所处环境也有十分密切的关系，如久居潮湿环境易患湿邪致病；高温作业者常见燥邪或火邪致病等。

相兼性：六淫邪气既可单独侵袭人体发病，如寒邪直中脏腑而致泄泻；又可两种以上相兼同时侵犯人体而致病，如风热感冒、寒湿困脾、风寒湿痹等。

转化性：六淫不仅可以相互影响，而且在一定条件下，其病理性质可发生转化，如寒邪可郁而化热，暑湿日久可以化燥伤阴，六淫之邪皆可从热化火等。这种转化与机体的体质密切相关。

3）六淫的性质及致病特点

①以下为风的自然特性、风邪的性质及致病特点。

风的自然特性：风具有轻扬开泄、善动不居的特性，为春季的主气，在一年二十四个节气中，大寒、立春、雨水、惊蛰四个节气为风气主令。因风为木气而通于肝，故又称春季为风木当令的季节。风虽为春季的主气，但终岁常在，四时皆有。故风邪引起的疾病虽以春季为多，但不限于春季，其他季节均可发生。

风邪的性质及致病特点分为以下几点。

风是春天的主气。风邪为病，春季多见，是六淫中最常见的致病因素。风性轻扬，善行数变，风胜则动，为百病之长，这是风邪的基本特点。

风为阳邪，其性开泄，易伤阳位。风为阳邪，其性轻扬升散，具有升发、向上、向外的特性。所以风邪致病，易于伤人上部，易犯肌表、腰部等阳位。伤于肺则肺气不宣，故现鼻塞流涕、咽痒咳嗽等。风邪上扰头面，则现头晕头痛、头项强痛、面肌麻痹、口眼歪斜等。风邪客于肌表，可见怕风、发热等表症。因其性开泄，具有疏通、透泄之性，故风邪侵袭肌表，使肌腠疏松，汗孔开张，而出现汗出、恶风等症状。

风性善行而数变："善行"是指风邪具有易行而无定处的性质，故其致病有病位游移、行无定处的特性。如风疹、荨麻疹之发无定处，此起彼伏。"数变"是指风邪致病具有变化无常和发病急骤的特性。如风疹、荨麻疹之时隐时现，癫痫表现为发病急、变化快。以风邪为先导的疾病一般都具有发病急、变化多、传变快等特征。

风性主动："风性主动"是指风邪致病具有动摇不定的特征。常表现为眩晕、震颤、四肢抽搐、角弓反张、直视上吊等症状，故称"风胜则动"。如外感热病中的"热极生风"，内伤杂病中的"肝阳化风"或"血虚生风"等证，均有风邪动摇的表现。

风为百病之长：风邪是外感病因的先导，寒、湿、燥、热等邪，往往都依附于风而侵袭人体。如，与寒合为风寒之邪，与热合为风热之邪，与湿合为风湿之邪，与暑合则为暑风，与燥合则为风燥，与火合则为风火等。所以，风邪为患较多，又易与六淫诸邪相合而为病。故称风为百病之长、六淫之首。

②以下为寒的自然特性、寒邪的性质及致病特点。

寒的自然特性：寒具有寒冷、凝结的特性，为冬季的主气，从小雪、大雪、冬至到小寒四个节气，为冬令主气。寒为水气而通于肾，故称冬季为寒水当令的季节。因冬为寒气当令，故冬季多寒病，但也可见于其他季节。由于气温骤降，防寒保温不够，人体亦易感受寒邪而致病。

寒邪的性质及致病特点分为以下几点。

寒易伤阳：寒为阴气的表现，其性属阴，故寒为阴邪。所以寒邪最易损伤人体阳气。阳气受损，失于温煦之功，故全身或局部可出现明显的寒象。如寒邪束表，卫阳郁遏，则现恶寒、发热、无汗等，称之为"伤寒"。若寒邪直中于里，损伤脏腑阳气者，谓之为"中寒"。如伤及脾胃，则纳运升降失常，以致吐泻清稀，脘腹冷痛；肺脾受寒，则宣肃运化失职，表现为咳嗽喘促，痰液清稀或水肿；寒伤脾肾，则温运气化失职，表现为畏寒肢冷、腰脊冷痛、尿清便溏、水肿腹水等；若心肾阳虚，寒邪直中少阴，则可见恶寒蜷卧、手足厥冷、下利清谷、精神萎靡、脉微细等。

寒性凝滞：凝滞，即凝结阻滞。人身气血津液的运行，赖阳气的温煦推动，才能畅通无阻。寒邪侵入人体，经脉气血失于阳气温煦，易使气血凝结阻滞，涩滞不通，不通则痛，故疼痛是寒邪致病的重要特征。因寒而痛，其痛得温则减，逢寒增剧，得温则气升血散，气血运行无阻，故疼痛缓解或减轻。寒胜必痛，但痛非必寒。由于寒邪侵犯的部位不同，所以病状各异。若寒客肌表，凝滞经脉，则头身肢节剧痛；若寒邪直中于里，气机阻滞，则胸、脘、腹冷痛或绞痛。

寒性收引：寒性收引是指寒邪具有收引拘急之特性。寒邪侵袭人体，可使气机收敛，腠理闭塞，经络筋脉收缩而挛急；若寒客经络关节，则筋脉收缩拘急，以致拘挛作痛、屈伸不利或冷厥不仁；若寒邪侵袭肌表，则毛窍收缩，卫阳闭郁，故发热恶寒而无汗。

总之，寒为冬季主气，与肾水相应。寒病多发于冬季，但也见于其他季节。寒为阴邪，易伤阳气，故寒邪致病，全身或局部有明显的寒象。寒胜则痛，所以疼痛为寒证的重要特征之一。因寒则气收，故其病有毛窍闭塞、气帆收敛、筋脉拘急的特点，表现为无汗、拘急或屈伸不利等。

③以下为暑的自然特性、暑邪的性质及致病特点。

暑的自然特性：暑为火热之邪，以夏季主气，从小满、芒种、夏至到小暑四个节气，为暑气当令。暑邪有明显的季节性，主要发生在夏至以后，立秋以前。暑邪独见于夏令，故有"暑属外邪，并无内暑"之说。暑邪致病有阴阳之分，在炎夏之日，气温过高或烈日曝晒过久，或工作场所闷热而引起的热病，为中于热，属阳暑；而暑热时节，过食生冷，或贪凉露宿，或冷浴过久所引起的热病，为中于寒，属阴暑。总之，暑月受寒为阴暑，暑月受热为阳暑。

暑邪的性质及致病特征分为以下几点。

暑为火所化，主升散，且多挟湿。

暑性炎热：暑为夏月炎暑，盛夏之火气，具有酷热之性，火热属阳，故暑属阳邪。暑邪伤人多表现出一系列阳热症状，如高热、心烦、面赤、烦躁、脉象洪大等，称为伤暑（或暑热）。

暑性升散：升散，即上升发散之意。升，指暑邪易于上犯头目，内扰心神，因为暑邪易人心经；散，指暑邪为害，易于伤津耗气。暑为阳邪，阳性升发，故暑邪侵犯人体，多直入气分，可致腠理开泄而大汗出。汗多伤津，污液亏损，则可出现口渴喜饮，唇干舌燥，尿赤短少等。在大量出汗同时，往往气随津泄，而导致气虚，故伤于暑者，常可见到气短乏力，甚则突然昏倒，不省人事。中暑兼见四肢厥逆，称为暑厥。暑热引动肝风而兼见四肢抽搐，颈项强直，甚则角弓反张，称为暑风（暑痫）。暑热之邪，不仅耗气伤津，还可

中医对婴幼儿生理病理的认识 第三章

69

扰动心神，而引起心烦闷乱而不宁。

暑多挟湿：暑季不仅气候炎热，且常多雨而潮湿，热蒸湿动，湿热弥漫，人身之所及，呼吸之所受，均不离湿热之气。暑令湿胜必多兼感。其临床特征，除发热、烦渴等暑热症状外，常兼见四肢困倦、胸闷呕恶、大便溏泄不爽等湿阻症状。虽为暑湿并存，但仍以暑热为主，湿浊居次，非暑中必定有湿。暑为夏季主气，暑邪为患，有阴暑、阳暑之分。暑邪致病的基本特征为热盛、阴伤、耗气，又多挟湿。所以，临床上以壮热、阴亏、气虚、湿阻为特征。

④以下为湿的自然特性、湿邪的性质及致病特点。

湿的自然特征：湿具有重浊、黏滞、趋下特性，为长夏主气。从大暑、立秋、处暑到白露四个节气，为湿气主令。湿与脾土相应。夏秋之交，湿热熏蒸，水气上腾，湿气最盛，故一年之中长夏多湿病。湿亦可因涉水淋雨、居处伤湿，或以水为事。湿邪为患，四季均可发病，且其伤人缓慢难察。

湿邪的性质及致病特征分为以下几点。

湿为阴邪，阻碍气机，易伤阳气，其性重浊黏滞、趋下。

湿为阴邪，易阻气机，损伤阳气：湿性类水，水属于阴，故湿为阴邪。湿邪侵及人体，留滞于脏腑经络，最易阻滞气机，从而使气机升降失常。胸胁为气机升降之道路，湿阻胸膈，气机不畅则胸闷；湿困脾胃，使脾胃纳运失职，升降失常，故现纳谷不香、不思饮食、脘痞腹胀、便溏不爽、小便短涩之候。由于湿为阴邪，阴胜则阳病，故湿邪为害，易伤阳气。脾主运化水湿，且为阴土，喜燥而恶湿，对湿邪又有特殊的易感性，所以脾具有运湿而恶湿的特性。因此，湿邪侵袭人体，必困于脾，使脾阳不振，运化无权，水湿停聚，发为泄泻、水肿、小便短少等症。"湿胜则阳微"，因湿为阴邪，易于损伤人体阳气，由湿邪郁遏使阳气不伸者，当用化气利湿通利小便的方法，使气机通畅，水道通调，则湿邪可从小便而去，湿去则阳气自通。

湿性重浊：湿为重浊有质之邪。所谓"重"，即沉重、重着之意。故湿邪致病，其临床症状有沉重的特性，如头重身困、四肢酸楚沉重等。若湿邪外袭肌表，湿浊困遏，清阳不能伸展，则头昏沉重，状如裹束；如湿滞经络关节，阳气布达受阻，则可见肌肤不仁、关节疼痛重着等。所谓"浊"，即秽浊垢腻之意。故湿邪为患，易于出现排泄物和分泌物秽浊不清的现象。如湿浊在上则面垢、眵多；湿滞大肠，则大便溏泻、下痢脓血黏液；湿气下注，则小便浑浊、妇女黄白带下过多；湿邪浸淫肌肤，则疮疡、湿疹、脓水秽浊等。

湿性黏滞："黏"，即黏腻；"滞"，即停滞。所谓黏滞是指湿邪致病具有黏腻停滞的特性。这种特性主要表现在两个方面，一是症状的黏滞性，即湿病症状多黏滞而不爽，如大便黏腻不爽，小便涩滞不畅，以及分泌物黏浊和舌苔粘腻等；二是病程的缠绵性，因湿性黏滞，蕴蒸不化，胶着难解，故起病缓慢隐袭，病程较长，往往反复发作或缠绵难愈，如湿温，它是一种由湿热病邪所引起的外感热病。由于湿邪性质的特异性，在疾病的传变过程中，表现出起病缓、传变慢、病程长、难速愈的明显特征。他如湿疹、湿痹（着痹）等，亦因其湿而不易速愈。

湿性趋下：水性就下，湿类于水，其质重浊，故湿邪有下趋之势，易于伤及人体下部。其病多见下部的症状，如水肿多以下肢较为明显。他如带下、小便浑浊、泄泻、下痢等，亦多由湿邪下注所致。但是，湿邪浸淫，上下内外，无处不到，非独侵袭人体下部。所谓"伤于湿者，下先受之"，《素问·太阴阳明论》只是说明湿性趋下，易侵阴位，为其特性之一而已。

湿为长夏主气，与脾土相应。湿邪有阻遏气机，易伤阳气之性，其性重浊黏滞，且有趋下之势。故湿邪为病，表现为人体气机阻滞，脾阳不振，水湿停聚而胸闷脘痞、肢体困重、呕恶泄泻等，以及分泌物和排泄物如泪、涕、痰、带下、二便等秽浊不清。

⑤以下为燥的自然特性、燥邪的性质及致病特点。

燥的自然特性：燥具有干燥、收敛清肃的特性，为秋季主气。从秋分、寒露、霜降到立冬四个节气，为燥气当令。秋季天气收敛，其气清肃，气候干燥，水分匮乏，故多燥病。燥气乃秋令燥热之气所化，属阴中之阳邪。燥邪为病，有温燥、凉燥之分。初秋有夏热之余气，久晴无雨，秋阳以曝之时，燥与热相结合而侵犯人体，故病多温燥。深秋近冬之际，西风肃杀，燥与寒相结合而侵犯人体，则病多凉燥。燥与肺气相通。

燥邪的性质及致病特征分为以下几点。

燥胜则干，易于伤肺，为燥邪的基本特征。

干涩伤津：燥与湿对，湿气去而燥气来。燥为秋季肃杀之气所化，其性干涩枯涸，故曰"燥胜则干"。燥邪为害，最易耗伤人体的津液，形成阴津亏损的病变，表现出各种干涩的症状和体征，诸如皮肤干涩皲裂、鼻干咽燥、口唇燥裂、毛发干枯不荣、小便短少、大便干燥等。

燥易伤肺：肺为五脏六腑之华盖，性喜清肃濡润而恶燥，称为娇脏。肺主气而司呼吸，直接与自然界大气相通，且外合皮毛，开窍于鼻，燥邪多从口鼻而入。燥为秋令主气，与肺相应，故燥邪最易伤肺。燥邪犯肺，使肺津受损，宣肃失职，从而出现干咳少痰，或痰粘难咯，或痰中带血，以及喘息胸痛等。

燥为秋季主气，与肺相应。燥邪以干涩伤津和易于伤肺为最重要特征。不论外燥还是内燥，均可见口、鼻、咽、唇等官窍干燥之象，以及皮肤、毛发干枯不荣等。

⑥以下为火的自然特性、火邪的性质及致病特点。

火的自然特性：火具有炎热特性，旺于夏季，从春分、清明、谷雨，到立夏四个节气，为火气主令。因夏季主火，故火与心气相应。但是火并不像暑那样具有明显的季节性，也不受季节气候的限制。中医学中的火有生理与病理、内火和外火之分。

生理之火是一种维持人体正常生命活动所必需的阳气，它谧藏于脏腑之内，具有温煦生化作用。这种有益于人体的阳气称之为"少火"，属于正气范畴。

病理之火是指阳盛太过，耗散人体正气的病邪。这种火称之为"壮火"。这种病理性的火又有内火、外火之分。

外火，一是感受温热邪气而来；二是风寒暑湿燥等外邪转化而来，即所谓"五气化火"。五气之中，只有暑邪纯属外来之火，我们称之为暑热。其余风、寒、湿、燥等邪并非火热之邪，之所以能化而为火，必须具备一定的条件。第一，郁遏化火。风、寒、湿、燥侵袭人体，必须郁久方能化火。如由寒化热，热极生火，温与热结，或湿蕴化热，热得湿而愈炽，湿得热而难解，郁而化火，或者湿蕴化热，湿热极甚而化火。火就燥，故燥亦从火化。第二，因人而异，阳盛之体或阴虚之质易于化火。第三，与邪侵部位有关。如邪侵阳明燥土，则易化火，寒邪直中人脾，则化火也难。此外，五气能否化火，与治疗也有一定的关系。

内火，多因脏腑功能紊乱，阴阳气血失调所致。情志过极亦可久郁化火，即所谓"五志化火"。

火邪的性质和致病特征分为以下几点。

火邪具有燔灼、炎上、伤津耗气、生风动血等特性。

火性燔灼：燔灼，是指火热邪气具有焚烧而熏灼的特性。故火邪致病，机体以阳气过盛为其主要病理机制，表现出高热、恶热、脉搏加快等特征。

火性炎上：火为阳邪，其性升腾向上。故火邪致病具有明显的炎上特性，其病多表现于上部。如心火上炎，则见舌尖红赤疼痛，口舌糜烂、生疮；肝火上炎，则见头痛如裂、目赤肿痛；胃火炽盛，可见齿龈肿痛、齿衄等。

伤津耗气：火热之邪，蒸腾于内，最易迫津外泄，消烁津液，使人体阴津耗伤。故火邪致病，其临床表现除热象显著外，往往伴有口渴喜饮、咽干舌燥、小便短赤、大便秘结等津伤液耗之征。

生风动血：火邪易于引起肝风内动和血液妄行。生风，即火热之邪侵袭人体，往往燔灼肝经，劫耗津血，使筋脉失于濡养，而致肝风内动，称为热极生风。风火相煽，症状急迫，临床上表现为高热、神昏谵语、四肢抽搐、颈项强直、角弓反张、目睛上视等。动血，即血得寒则凝，得温则行。火热之邪，灼伤脉络，并使血行加速，迫血妄行，易于引起各种出血，如吐血、衄血、便血、尿血，以及皮肤发斑等。

易致肿疡：火热之邪入于血分，聚于局部，腐肉败血，则发为痈肿疮疡。"痈疽原是火毒生"。"火毒""热毒"是引起疮疡的比较常见的原因，表现为疮疡局部红肿热痛为特征。

易扰心神：火与心气相应，心主血脉而藏神。故火之邪伤于人体，最易扰乱神明，出现心烦失眠，狂躁不安，甚至神昏谵语等症。

综上所述，火有生理性火和病理性火，本节所讲的为病理性火，又名火邪。火邪就来源看，有外火和内火之异。外火多由外感而来，而内火常自内生。火邪具有燔灼炎上，伤津耗气，生风动血，易生肿疡和扰乱心神的特征。其致病广泛，发病急暴，易成燎原之势。在临床上表现出高热津亏、气少、肝风、出血、神志异常等特征。

2. 外感疫疠

疫疠是一类传染性很强的致病因素，又称"瘟疫""疫毒""疫气""时气""疠气""毒气"等，统称为"疫疠"。《温疫论》明确指出："夫瘟疫之为病，非风、非寒、非暑、非湿，乃天地间别有一种异气所感。"疫疠虽然属于外感病因，但是与六淫邪气不同，更为突出的是具有强烈传染性。

疫疠致病的种类很多，如疫痢、白喉、烂喉丹痧、天花、霍乱、鼠疫、手足口病、流行性感冒、新型冠状病毒肺炎等传染病。

小儿为稚阴稚阳之体，形气未充，御邪能力较弱，是疫疠邪气所伤的易感群体，容易导致疾病的发生与流行。

1）疫疠的致病特点

①传染性强，易于流行：疫疠主要是通过空气、饮食、接触、蚊虫叮咬等途径在人群中传播，具有很强烈的传染性和流行性。

②发病急骤，病情危重：《温疫论》提及某些疫病，"缓者朝发夕死，重者顷刻而亡"。足见疫疠发病急骤、来势凶猛、变化多端、病情危笃。

③一气一病，症状相似：一种疠气仅导致一种疫病发生，故当某一种疠气流行时，其临床症状基本相似，故《素问·刺法论》称"五疫之至，皆相染易，无问大小、病状相似"。例如疜腮，无论患者是男是女，一般都表现为耳下腮部肿大。

2）疫疠发生与流行的因素

疫疠发生与流行的因素疫疠的发生与流行，除与人体的正气强弱有关外，亦与下列因素有关。

①气候因素：自然界气候急骤或持久的反常变化，如久旱久涝、持续高温等。

②环境与饮食因素：环境卫生不好，如水源、空气污染也会滋生疠气。同时，食物受到污染，饮食不当也可引起疫疠的发生和流行。

③预防因素：发现疫疠并及时做好预防隔离工作，否则会导致疫疠的发生与流行。

④社会因素：社会因素对疫疠的发生和流行有一定的影响。如战乱和灾荒，社会动荡不安，人们的生活环境恶劣，卫生防疫条件落后等，则使疫病易于发生和流行。社会安定，卫生防疫工作得力，传染病即能得到有效的控制。

虽然中医对外感疫疠也有一些独到的见解，但对外感疫疠的诊断、预防和治疗主要以现代医学为主，所以在这里我们就不展开学习了。

（二）内伤因素

内伤病因，又称内伤，是指人的情感活动、饮食、劳逸等不循常度，超出了自身的调节能力，导致气血津液失调，脏腑功能紊乱而发病的致病因素。因邪气来源、损伤途径及致病特点等均有别于外感病因，而且多直接伤及内脏，故称为内伤病因。其涉及心理、社会、环境等个体日常生活行为的诸多因素，主要包括七情内伤、饮食失宜、劳逸过度三个方面。

内伤病因的共同致病特点：一是行为相关性，即内伤病因多源于人自身摄生失宜，行为不当；二是渐进性，尽管情志剧变，饮食骤伤，强力过劳等可引起即发疾病，但多数内伤病因致病具有渐进性特点，即病因作用于人体持续一定时间后才出现明显的症状；三是虚损性，内伤病因主要通过干扰脏腑气血而致病，并有渐进性之特点，故容易导致气血虚弱，脏腑功能减退，因此，内伤疾病常多伴有程度不等的虚损性病变；四是综合性，内伤病因的形成常是多层次、多因素的交织，某一个体可能同时存在多种不良行为，而数种因素之间又可以相互影响，如七情内伤的形成常受社会、环境、先天遗传、体质、人格等多方面因素的影响。

1. 饮食失宜

饮食是健康的基本条件。饮食所化生的水谷精微是化生气血，维持人体生长、发育，完成各种生理功能，保证生命生存和健康的基本条件。正常饮食是人体维持生命活动之气血阴阳的主要来源之一，但饮食失宜常是导致许多疾病的原因。食物主要依靠脾胃消化吸收，如饮食失宜，首先可以损伤脾胃，导致脾胃的腐熟、运化功能失常，引起消化机能障碍；其次，还能生热、生痰、生湿，产生种种病变，成为疾病发生的一个重要原因。

喂养小儿应遵循有序、有时、有节。如喂养不当、初生缺乳、未能按期添加辅食、任意纵儿所好、饮食营养不均衡、饮食不洁均会导致脾胃病症。饮食失宜包括饥饱无度、饮食不洁、饮食偏嗜等。饮食失宜为小儿内伤病的主要致病因素之一。

饥饱失常，因小儿脾胃较成人而言更为弱，又由于年龄幼小不知饥饱，饮食失宜，而易伤及脾胃，导致运化功能失常。如过食寒凉易伤脾阳，出现腹痛腹泻等症状；过食辛热易伤胃阴；过食肥甘厚腻易伤脾（脾运受损）；乳食偏少可致气血生化不足（脾虚）；乳食过多又可导致脾胃受损，不能蒸腐运化水谷，可发生食积、呕吐、腹胀、腹泻等症。食滞日久，可以郁而化热；伤于生冷寒凉，又可以聚湿、生痰。婴幼儿食滞日久还可以出现手足心热、心烦易哭、脘腹胀满、面黄肌瘦等症，称之为"疳积"。

总之，不宜极饥而食，食不可过饱；不宜极渴而饮，饮不可过多。饮食过多，则生积聚；渴饮过多，则聚湿生痰。

1）饮食无时

根据婴幼儿的年龄特点和生长发育需要，有规律地进食，可以保证消化系统有规律地进行消化吸收，脾胃协调配合，有张有弛，水谷精微化生有序，并有条不紊地输布全身。若饮食没有规律，则可损伤脾胃，造成消化不良，影响婴幼儿生长发育，长期不规律的饮食还会影响其他脏腑功能而变生他病。

2）饮食不洁

小儿脾胃薄弱，进食不洁，会引起多种胃肠道疾病，出现腹痛、吐泻、痢疾等；或引起寄生虫病，如蛔虫、蛲虫、绦虫等，临床表现为腹痛、嗜食异物、面黄肌瘦等症。若蛔虫窜进胆道，还可出现上腹部剧痛、时发时止、吐蛔、四肢厥冷的蛔厥症；若进食腐败变质有毒食物，可致食物中毒，常出现腹痛、吐泻，重者可出现昏迷或死亡。

3）饮食偏嗜

饮食结构合理，五味调和，寒热适中，无所偏嗜，才能使人体获得各种需要的营养。若饮食偏嗜或膳食结构失宜，或饮食过寒过热，或饮食五味有所偏嗜，可导致阴阳失调，或营养失衡而发生疾病。有些小儿常见偏食、挑食等不良习惯，食谱单调，致使营养缺乏，日久则脾胃虚弱，气血化生乏源。临床出现食欲不振，形体消瘦，面色少华等气血不足，脾胃虚弱之症，长期饮食偏嗜可影响小儿生长发育。

①种类偏嗜：饮食种类合理搭配，七大营养素膳食结构合理，才能获得充足合理的营养，以满足生命活动的需要。人的膳食结构应该谷、肉、果、菜齐全，且以谷类为主，肉类为副，蔬菜为充，水果为助，调配合理，根据需要兼而取之，才有益于健康。若结构不适，调配不宜，有所偏嗜，则味有所偏，脏有偏胜，从而导致脏腑功能紊乱。如过嗜酵酿之晶，则导致水饮积聚；过嗜瓜果乳酥，则水湿内生，发为肿满泻利。

②寒热偏嗜：饮食宜寒温适中，否则多食生冷寒凉，可损伤脾胃阳气，寒湿内生，发生腹痛泄泻等症。偏食辛温燥热，可使胃肠积热，出现口渴、腹满胀痛、便秘，或酿成痔疮。

③五味偏嗜：人的精神气血，都由五味滋生。五味与五脏，各有其联系性，如酸入肝，苦入心，甘入脾，辛入肺，咸入肾。如果长期嗜好某种食物，就会使相对应的脏腑机能偏盛偏衰，久之可以按五脏间相克关系传变，损伤他脏而发生疾病。如多食咸味的东西，会使血脉凝滞，面色失去光泽；多食苦味的东西，会使皮肤干燥而毫毛脱落；多食辛味的东西，会使筋脉拘急而爪甲枯槁；多食酸味的东西，会使皮肉坚厚皱缩，口唇干薄而掀起；多食甘味的东西，则骨骼疼痛而头发脱落。此外，嗜好太过，可致营养不全，缺乏某些必要的营养，而殃及脏腑为病，如脚气病、夜盲症、瘿瘤等都是五味偏嗜的结果。所以，饮食五味应当适宜，日常饮食不要偏嗜，身体不适应注意饮食宜忌，食与病变相宜，能辅助治疗，促进疾病好转，反之疾病就会加重。

2. 七情内伤

七情内伤，是由于情绪变化引起脏腑精气功能紊乱而致疾病发生或诱发的一类病因。

七情内伤致病，因其直接损伤内脏精气，故可导致或诱发多种情志病和身心疾病。通常，七情内伤不是婴幼儿常见的致病因素，但是小儿虽然形质未充，但是随着其身心生长发育，逐渐产生自己的情绪情感，七情所伤也是不容忽视的病因，儿童心理问题和身心疾病也逐渐引起关注。《温病条辨·解儿难·儿科总论》所说："小儿但无色欲耳，喜怒悲恐，较之成人，更专且笃，亦不可不察也。"

1）七情的基本概念

七情是指喜、怒、忧、思、悲、恐、惊七种正常的情志活动，是人的精神意识对外界事物的反应。七情与人体脏腑功能活动有密切的关系。七情分属于五脏，以喜、怒、思、悲、恐为代表称为五志。

七情是人对客观事物的不同反映，在正常的活动范围内，一般不会使人致病。只有突然强烈或长期持久的情志刺激，超过人体本身的正常生理活动范围，使人体气机紊乱，脏腑阴阳气血失调，才会导致疾病的发生。因此，作为病因，七情是指过于强烈、持久或突然的情志变化，导致脏腑气血阴阳失调而发生疾病的情志活动。因七情而病称为因郁致病。此外，由于某些慢性疾病，体内脏腑功能长期失调，引起人的精神情志异常，称为因病致郁。七情还与机体本身的耐受、调节能力有关。七情致病不同于六淫致病，六淫主要从口鼻或皮毛侵入人体，而七情则直接影响脏腑而发病。七情不仅可以引起多种疾病的发生，而且对疾病的发展有重要影响，它可促进病情的好转与恶化。由于七情是造成内伤病的主要致病因素之一，故又称"内伤七情"。

2）七情与脏腑气血的关系

①七情与脏腑的关系：人体的情志活动与脏腑有密切关系。其基本规律：心主喜，过喜则伤心；肝主怒，过怒则伤肝；脾主思，过思则伤脾；肺主悲、忧，过悲过忧则伤肺；肾主惊、恐，过惊过恐则伤肾。这说明脏腑病变可出现相应的情绪反应，而情绪反应过度又可损脏腑。七情生于五脏又伤五脏的理论在诊断和治疗中均有重要的指导意义。

②七情与气血的关系：气和血是构成机体和维持人体生命活动的两大基本物质。气对人体脏腑具有温煦、推动作用，血对人体脏腑则具有濡养作用。气血是人体精神情志活动的物质基础，情志活动与气血有密切关系。脏腑气血的变化，也会影响情志的变化。故曰："血有余则怒，不足则恐。"脏腑的生理活动必须以气血为物质基础，而精神情志活动又是脏腑生理功能活动的表现，所以人体情志活动与人体脏腑气血关系密切。

3）七情的致病特点

①与精神刺激有关：七情属于精神性致病因素，其发病必与明显的精神刺激有关。在整个病程中，情绪的改变可使病情发生明显的变化。如癫病多由情志所伤，忧郁伤肝，肝气郁结，损伤于脾，脾失健运，痰浊内生，痰气上逆，迷蒙心神，不能自主而成。狂病多因恼怒悲愤，伤及肝胆，不得宣泄，郁而化火，煎熬津液，结为痰火，痰火上扰，蒙蔽心

窍，神志逆乱而发。可见精神因素对疾病的发生发展有着重要作用。

②直接伤及脏腑：七情过激可影响脏腑活动而产生病理变化。不同的情志刺激可伤及不同的脏腑，产生不同的病理变化。如喜伤心，心伤则心跳神荡，精神涣散，思维不能集中，甚则精神失常等。七情过激虽可伤及五脏，但与心肝的关系尤为密切。心为五脏六腑之大主，一切生命活动都是五脏功能集中的表现，又必须接受心的统一主宰，心神受损必涉及其他脏腑。肝失疏泄，气机紊乱又是情志疾病发病机制的关键。

心主血而藏神；肝藏血而主疏泄；脾主运化而居中焦，为气机升降的枢纽、气血生化之源。故情志所伤为害，以心、肝、脾三脏和气血失调为多见。如过度惊喜损伤心脏，可导致心神不安而心悸、失眠、烦躁、惊慌不安、神志恍惚，甚至精神失常，出现哭笑无常、言语不休、狂躁妄动等症。郁怒不解则伤肝，影响肝的疏泄功能，出现胁肋胀痛、性情急躁、善太息，或咽中似有物梗阻，或因气滞血瘀而致妇女月经不调、痛经、闭经、癥瘕等。或因暴怒引起肝气上逆，损及血脉，血随气逆，发生大呕血或晕厥。若思虑过度，损伤于脾，使脾失健运，出现食欲不振、脘腹胀满等。七情所伤，心、肝、脾功能失调，可单独发病，也常相互影响，相兼为害，如思虑过度、劳伤心脾、郁怒不解、肝脾不调等。

此外，喜、怒、忧、思、恐等情志活动失调，能够引起脏腑气机紊乱，郁而化火，出现烦躁、易怒、失眠、面赤、口苦，以及吐血、衄血等属于火的表现，称之为"五志化火"。情志失调又可导致"六郁"为病，即气郁而湿滞，湿滞而成热，热郁而生痰，痰滞而血不行，血滞而食不化。换言之，由气郁可致血郁、痰郁、湿郁、食郁为病。

③影响脏腑气机："百病皆生于气"。喜、怒、忧、思、悲、恐、惊，称为七气，即七情。七情之外，加之以寒、热，称为九气。气贵冲和，运行不息，升降有常。气出入有序，升降有常，周流一身，循环无端，而无病。若七情变化，五志过极而发，则气机失调，或为气不周流而郁滞，或为升降失常而逆乱。

七情致郁，或为气不周流而郁滞，或为升降失常而逆乱。七情不舒，气机郁结，气滞而血瘀，气郁而聚湿生痰，化火伤阴。或在形躯，或在脏腑，变病多端。

七情损伤，使脏腑气机紊乱，血行失常，阴阳失调。不同的情志变化，其气机逆乱的表现也不尽相同。怒则气上，喜则气缓，悲则气消，思则气结，恐则气下，惊则气乱。

怒则气上：气上，气机上逆之意。怒为肝之志。凡遇事愤懑或事不遂意而产生一时性的激怒，一般不会致病。但如暴怒，则反伤肝，使肝气疏泄太过而上逆为病。肝气上逆，血随气升，可见头晕头痛、面赤耳鸣，甚者呕血或昏厥。肝气横逆，亦可犯脾而致腹胀、飧泄。飧泄又名水谷利，大便呈完谷不化样。若克胃则可出现呃逆、呕吐等。由于肝肾同源，怒不仅伤肝，还能伤肾。肾伤精衰，则现恐惧、健忘、腰脊软等症。肝为五脏之贼，故肝气疏泄失常可影响各脏腑的生理功能而导致多种病变。

喜则气缓：气缓，心气弛缓之意。喜为心之志。包括缓和紧张情绪和心气涣散两个方面。在正常情况下，喜能缓和紧张情绪，使心情舒畅，气血和缓，表现为健康的状态。但是喜乐无极，超过正常限度，就可导致心的病变。暴喜伤心，使心气涣散，神不守舍，出现乏力、懈怠、注意力不集中、心悸、失神，甚至狂乱等症。

悲则气消：气消，肺气消耗之意。悲忧为肺之志。悲，是伤感而哀痛的一种情志表现。悲哀太过，往往通过耗伤肺气而涉及心、肝、脾等多脏的病变。如耗伤肺气，使气弱消减，意志消沉。可见气短胸闷、精神萎靡不振和懒惰等症。

悲忧伤肝，肝伤则精神错乱，甚至筋脉挛急、胁肋不舒等。悲哀过度，还可使心气内伤，而致心悸、精神恍惚等。悲忧伤脾则三焦气机滞塞，运化无权，可现脘腹胀满、四肢痿弱等。

思则气结：气结，脾气郁结之意。思为脾之志，思考本是人的正常生理活动，若思虑太过，则可导致气结于中，脾气郁结，中焦气滞，水谷不化，而见胃纳呆滞、脘腹痞塞、腹胀便溏，甚至肌肉消瘦等。思发于脾而成于心，思虑太过，不但伤脾，也可伤心血，使心血虚弱，神失所养，而致心悸、怔忡、失眠、健忘、多梦等症。

恐则气下：气下，精气下陷之意。恐为肾之志。恐，是一种胆怯、惧怕的心理作用。长期恐惧或突然意外惊恐，皆能导致肾气受损，所谓恐伤肾。过于恐怖，则肾气不固，气陷于下，可见二便失禁、精遗骨痿等症。恐惧伤肾，精气不能上奉，则心肺失其濡养，水火升降不交，可见胸满腹胀、心神不安、夜不能寐等症。

惊则气乱：气乱是指心气紊乱。心主血，藏神，大惊则心气紊乱，气血失调，出现心悸、失眠、心烦、气短，甚则精神错乱等症状。惊与恐不同，自知者为恐，不知者为惊。惊能动心，亦可损伤肝胆，使心胆乱，而致神志昏乱，或影响胎儿，造成先天性癫痫。

总之，喜、怒、忧、思、悲、恐、惊七种情志，与内脏有着密切的关系。情志活动必须以五脏精气作为物质基础，而人的各种精神刺激只有通过有关脏腑的机能，才能反映情志的变化。故曰："人有五脏化五气，以生喜怒悲忧恐。"情志为病，内伤五脏，主要是使五脏气机失常、气血不和、阴阳失调而致病的。至于所伤何脏，有常有变。七情生于五脏，又各伤对应之脏，如喜伤心、怒伤肝、恐伤肾……此其常。但有时一种情志变化也能伤及几脏，如悲可伤肺、肝等，几种情志又同伤一脏，如喜、惊均可伤心，此其变。临床应根据具体的表现，做具体分析，不能机械地对待。

3. 劳逸失当

劳逸，包括过度劳累和过度安逸两个方面。正常的劳动和体育锻炼，有助于气血流通，增强体质。必要的休息，可以消除疲劳，恢复体力和脑力。只有比较长时间的过度劳累（体力劳动或脑力劳动）、过度安逸（完全不劳动不运动）才能成为致病因素而使人发病。劳逸失当会引起小儿疾病，还会影响其生长发育。

1）过劳

过劳是指过度劳累，对于幼儿来讲包括劳力过度、劳神过度。一般来说，过劳不是幼儿常见的致病因素，但近年来由于社会和家长的教育焦虑和不正确的教育观，有些孩子被过早地安排了很多与年龄不相适应的学习内容和过高的学习要求，导致幼儿身心过度疲劳。因此，也应予以一定的重视。

①劳力过度：劳力过度主要指较长时期的不适当的活动和超过体力所能负担的过度劳力。劳力过度可以损伤内脏功能，致使脏气虚少，可出现少气无力、四肢困倦、懒于语言、精神疲惫、形体消瘦等，即所谓"劳则气耗"。

②劳神过度：劳神过度指思虑劳神过度。劳神过度可耗伤心血，损伤脾气，出现心悸、健忘、失眠、多梦、纳呆、腹胀、便溏等症，甚则耗气伤血，使脏腑功能减弱，正气亏虚，乃至积劳成疾。

2）过逸

过逸是指过度安逸。不劳动，又不运动，会使人体气血运行不畅，筋骨柔脆，脾胃呆滞，体弱神倦，或发胖臃肿，动则心悸、气喘、汗出等，还可继发其他疾病。现代家庭以楼房居住为主，活动范围较小，加上错误的育儿观念，导致幼儿活动普遍偏少，虽然多数孩子在婴幼儿阶段不会有明显的症状，但长期过逸也会影响身体素质和体型，留下健康隐患，需要养育者加以注意。

4. 饮食内伤

小儿内伤因素多为乳食所伤。喂养小儿应遵循有序、有时、有节。如喂养不当、初生缺乳、未能按期添加辅食、任意纵儿所好、饮食营养不均衡、饮食不洁均会导致脾胃病症。

1）饥饱失常

小儿不知饥饱，饮食失宜，而易伤及脾胃，导致运化功能失常。例如：过食寒凉易伤脾阳，出现腹痛腹泻等症状；过食辛热易伤胃阴；过食肥甘厚腻易伤脾（脾运受损）；乳食偏少可致气血生化不足（脾虚）；乳食过多又可导致脾胃受损，不能蒸腐运化水谷，可发生食积、呕吐、腹胀、腹泻等症。

2）饮食不洁

小儿脾胃薄弱，如饮食不洁则损伤肠胃，可致腹泻、呕吐、痢疾等肠胃疾病及肠道寄生虫病，严重者可致食物中毒，甚至危及生命。

3）饮食偏嗜

有些小儿常见偏食、挑食等不良习惯，食谱单调，致使营养缺乏，日久则脾胃虚弱，气血化生乏源。临床出现食欲不振，形体消瘦，面色少华等气血不足、脾胃虚弱之证，可影响小儿生长发育。

（三）先天因素

先天因素即胎产因素，是指小儿出生之前已作用于胎儿的致病因素。

1.胎产损伤

小儿病因除以上外感六淫及内伤乳食外，还与胎禀因素及产时损伤有关，如孕母严重营养不良会影响胎儿的生长发育，易发生流产和早产，出生的婴儿常为低出生体重儿。孕母疾病对胎儿也有影响，有些时行疾病可直接传给胎儿，如水痘、风疹等。

在分娩过程中，如产程过长或胎吸、产钳等工具使用不当，可导致头颅血肿、斜颈、青紫窒息、不乳不啼等症，严重者出现抽风惊厥、尖叫尖啼。在断脐及脐带结扎过程中，如不重视清洁卫生，则可发生脐炎、破伤风等疾患。

2.禀赋因素

幼儿在母体孕育期间，因先天禀受不足，导致出生后智能低下、肢体软弱等发育障碍的，称为"胎弱"。

禀赋因素还包括遗传因素，是小儿先天因素中的主要病因，父母的基因缺陷可导致小儿先天畸形、生理缺陷或代谢异常等。小儿某些疾病与也遗传因素有关，如癫痫、哮喘等病。癫痫在《素问·奇病论》中已有"此得之在母腹中时"的记载。哮喘多为宿疾，其发病也与母体遗传有关。其他如病理性黄疸、某些出血性疾病等，也与胎禀、遗传有关。

另外，妊娠妇女饮食失节、情志不调、劳逸失度、感受外邪、房事不节等，都可能损伤胎儿而为病。

二、婴幼儿四诊特点

四诊即望、闻、问、切，是中医诊断疾病的主要方法，应当四诊合参，相互配合。

（一）望诊

运用视觉，对人体全身和局部的一切可见征象，以及排出物等进行有目的地观察，以了解健康或疾病状态的诊病方法，称为望诊，望诊为四诊之首。由于婴儿不能言语，大一点的孩子也存在表达不清楚的问题，加上就诊时经常哭闹，儿科也称为"哑科"，所以历代儿科医家都很重视望诊，并积累了较丰富的经验。

望诊的内容主要包括：观察人的神、色、形、态、舌象、络脉、皮肤、五官九窍等情况，以及排泄物、分泌物的形、色、质量等。现将望诊分为望神色、望形态、审苗窍、辨斑疹、察二便、看指纹，下面逐一叙述。

1. 望神色

指观察小儿的精神状态和面部气色。正常小儿二目精彩有神、表情生动活泼、面色红润有光泽、呼吸均匀调和，反之则为有病小儿。在望神色时，尤以面部望诊更为重要。主要有五色，分别是红、青、黄、白、黑。面呈白色，多为寒证、虚证；面呈红色，多属热证；面呈黄色，多属体虚或有湿；面呈青色，主寒、主痛、主癫、主惊；面呈黑色，多为主寒、主痛，或内有水湿停饮。

2. 望形态

指通过观察病儿的形体和动态，来推测疾病的变化。小儿形体的望诊，包括望头颈、躯干、四肢、肌肤、毛发、指（趾）甲。检查时应按顺序观察。

凡筋骨强健有力、肌肉丰满润泽、毛发密黑有光泽、姿态灵动活泼者，属于发育良好，为健康表现。反之多属有病，如头方发少、囟门闭迟，可见于五迟症；囟门凹陷、皮肤干燥，可见于婴幼儿泄泻、呕吐大伤津液。动态望诊，可发现不同疾病常有不同姿态。如小儿喜伏卧者，为食积或有虫；喜卧而苦恼者，多为腹痛等。

3. 审苗窍

苗窍即五官，为五脏的外候。详察目、舌、口唇、鼻、耳五官的变化，可了解其相关内脏的病变。如心火炽盛，可见舌赤糜烂；肺气壅盛，可见鼻翼翕动；肝火亢盛，可见目赤；脾虚寒则口唇淡白；肾气虚则耳鸣等。

1）舌象

舌为心之苗，许多心的病症在舌部往往有所反应，且舌通过经络与许多脏腑相关联，所以脏腑的病变，能从舌象上反映出来。望舌，临床主要观察舌体、舌质和舌苔这三方面的变化。正常小儿舌体柔软，舌质淡红润泽，舌苔薄白。反之则见于各种疾病。如舌体嫩胖、舌边齿痕显著，多为脾肾阳虚；舌质淡白，为气血虚亏；舌苔黄腻，为湿热内蕴或乳食内停；热性病而见剥苔，多为阴伤津亏所致。另外，还应注意小儿伸舌的姿势。

2）察目

正常小儿两目精彩有神，反之多为病态的表现。如眼睛睡时不能闭合，多属脾虚；若二目转动呆滞，或二目上窜，均为惊病。

3）察鼻

鼻流清涕伴鼻塞，为风寒感冒；流黄浊涕，为风热感冒，或感冒经久不愈；鼻翼翕动，为肺气闭塞所致。

4）察口

主要观察唇、齿、咽及口腔黏膜。如唇色淡白是气血虚亏；牙齿过期迟迟不出，多为肾气不足；咽痛微红，且伴灰白色假膜而不易拭去者，多为白喉；二颊黏膜有白色小点，周围红晕，为麻疹黏膜斑。

5）察耳

小儿耳丰垂厚色润，是先天肾气充沛的表现；反之则属病态或肾气不足。

6）察二阴

指前阴和后阴。前阴指生殖器和尿道口，后阴指肛门。常见的疾病表现有男孩尿道口发红瘙痒、小便淋沥热痛，属湿热下注；女孩前阴红而湿，为湿热，下注的表现。

4.辨斑疹

斑疹是温病过程中出现的皮疹，因斑与疹常伴随出现，统称斑疹。斑，点大成片，有触目之形，无碍手之质，压之不褪色；疹，点小成琐碎小粒，形如粟米，高出皮肤，抚之碍手。小儿发疹的疾病较多，如疹色暗红，先稀后密，先头胸后四肢，多见于麻疹；疹小淡红稀疏，发和收都快者，多见于风疹。

5.察二便

观察大小便的变化，对诊断小儿疾病有一定意义。正常新生儿大便呈糊状，一日三次左右。正常小儿大便色黄而干湿适中，反之则为疾病表现。如大便燥结，多为内有实热或阴虚内热；大便稀薄，夹有不消化食物的，为内伤乳食；大便呈果酱色，并伴阵发性哭吵，常为肠套叠。小便清长量多者，多为寒证或肾阳亏损。

6.看指纹

察看指纹，是中医对小儿疾病诊断的一种独特方法，主要用于三岁以内的小儿。指纹是指小儿食指掌面靠拇指一侧的一条青筋，按指节由近及远可分为风、气、命三关。正常小儿的指纹多为淡紫隐隐而不显于风关之上。若发生疾病，则指纹的浮沉、色泽、部位等都能随之而发生变化。指纹的浮沉，浮主表，沉主里。指纹的色泽，红主寒，紫主热，青主燥，紫黑为热邪深伏，郁闭血络，病情危重。指纹的部位，指纹现于风关，病轻；现于气关，病重；现于命关，病情危重；如果透关射甲，病情多危重。看指纹为一种辅助诊断方法，但临床如果出现指纹与症状不符合时可以遵循"舍纹从证"，以确保疾病诊断的正确性。

（二）闻诊

闻诊是医生运用听觉和嗅觉来诊断疾病的方法。听主要是听小儿的啼哭、咳嗽、语言等声音，而嗅主要嗅口气、大小便气味等。

1.啼哭声

啼哭是小儿的一种"语言"。小儿会用不同的哭声表达饥饿、口渴、睡觉或尿布潮湿，当需要被满足时哭声也就停止了。如饥饿的哭声多绵长无力；哭叫拒食且伴流涎烦躁，多为口疮。总之小儿哭声以洪亮为实证，哭声微细而弱为虚证。

2. 咳嗽声

咳嗽轻扬，为外感风寒；咳声重浊，为外感风热；干咳无痰，多属肺燥；咳声重浊连续不已并有回声者，为顿咳。

3. 语言

声正常小儿语言以清晰响亮为佳。

4. 嗅气味

通过闻口气、闻大便、闻小便的气味来辨别疾病。如口气臭秽、嗳气酸腐，多为伤食；大便酸臭而稀，多为伤食；小便短赤、气味臊臭，为湿热下注；小便清长，常为脾肾阳虚。

（三）问诊

问诊是采集小儿病情资料的一个重要方法。由于小儿年龄和表达的局限性，主要向家长或保育员询问，年龄大的小儿也可自己陈述。

1. 问年龄

不同年龄的小儿往往有不同的疾病。如诊断脐风、胎黄等多见于一周内新生儿；遗尿则发生在三岁以上小儿；麻疹大多发生在出生后六个月的婴幼儿。

2. 问病情

1）问寒热

寒热即指发热和怕冷而言。不同的表现可以反映不同的疾病。如恶寒发热无汗的，多外感风寒；寒热往来，为邪在半表半里的少阳症；傍晚或午后低热并伴盗汗，称为"潮热"。

2）问二便

主要询问大便的次数、质地和形色及小便的量和气味等。新生儿大便次数较多，每天3~5次是正常的。其他的如果质地、次数、形色及量和气味改变的话就会反映出不同的疾病。如大便次数多且稀薄的，为脾不健运；大便次数多，有赤白黏冻，为湿热积滞；小便清长，为肾阳虚亏，下元不固。

3）问头身

不同头痛反映了不同的病情。如恶寒发热头痛者为外感风寒；头痛呕吐，高热抽搐，为邪热入营。

4）问汗

小儿的生理特点是小儿较成人容易汗出，一般不属于病态。但是白天稍动即出且汗多者，为自汗，为气虚不固摄；若夜间睡后汗出，为盗汗，是阴虚或气阴两虚；汗出如油，淋漓不止，是亡阳虚脱。

5）问饮食

包括纳食和饮水两方面。正常小儿能按时按量乳食。若不思乳食，或进食不多，为脾胃薄弱；腹胀满不思饮食伴口臭，为伤食积滞；能食而便多不化，形体消瘦，见于积滞症。在饮水方面，若渴喜饮冷，则为热证；渴喜饮热，或口不渴，则为寒证。

6）问胸腹

询问患儿胸腹部的感觉，在诊断时有一定意义。如胸胀满而频咳，为风邪束肺；心悸胸闷，头晕乏力，五心烦热，常为心之气阴不足。腹痛隐隐，能触及条索状东西且以脐周为主，见于蛔虫症。

7）问睡眠

小儿的正常睡眠是年龄越小，睡眠时间越长。但是临床上有食积、虫积、受惊时容易影响睡眠。痰蒙清窍时容易导致嗜睡和昏睡。

3. 问个人史

包括生产、喂养、发育、预防接种史等。要问清是否足月、顺产，孕期母亲的营养和健康情况等，以及喂养方式和辅助食品添加情况以及服药情况。

注意事项：

不能依主观意愿进行套问，更不能暗示和误导，要善于抓住重点询问，启发诱导，这样才能抓住要领，获得可靠资料。

问诊要注意避免使用专业术语，在需要询问时要用幼儿听得懂的语言，态度和蔼可亲。

幼儿语言理解力和表达能力都比较差，有的孩子还容易认生，耐心询问看护者对获取信息非常重要。

（四）切诊

切诊包括脉诊和按诊两个方面，也是诊断儿科疾病的辅助手段之一。

1. 脉诊

小儿脉诊较成人简单，主要有浮、沉、迟、数、有力、无力这六种基本脉象，以辨别疾病的表里、寒热、虚实。浮脉轻按即能触及，多见于表证；沉脉重按才能触及，多见于里证；迟脉脉搏迟缓，来去极慢，一息五六次以下，多见于寒证；数脉是脉搏频速，来去急促，一息六七次以上，多见于热证。有力者为实证，无力者为虚证。

2. 按诊

包括按压和触摸头颈、四肢、皮肤、胸腹等。

1）头囟

正常小儿前囟闭合时间是 12~18 个月，后囟闭合时间是 3~4 个月。囟门迟闭者，为肾气不足。囟门凹陷常见于呕吐、泄泻大量丢失水液；囟门门高凸常见于脑积水等；囟门不能按时闭合，头缝开解，则为解颅。

2）四肢

四肢厥冷，多属阳虚；四肢挛急抽动，多为惊风。

3）皮肤

从皮肤的状况了解寒、热、汗的情况。如肌肤冷汗多者，多为阳气不足；肌肤热无汗者，多为实热、高热所致；手足心灼热为阴虚内热。

4）胸腹

胸肋处触及串珠，多见于佝偻病；若左胁肋下按之有痞块，属脾肿大，右胁肋下按之有痞块，属肝大。正常小儿腹部柔软温和。腹痛喜温喜按，按之痛减为虚痛、寒痛；腹痛拒按，按之胀痛加剧为里实腹痛；脐周疼痛，有条索状包块，多属蛔虫证；形瘦，腹胀青筋显露，多为疳积。

三、婴幼儿辨证方法

儿科常用辨证方法，自宋代钱乙提出肝主风、心主惊、脾主困、肺主喘、肾主虚的五脏辨证纲领之后，历代不断应用和发展。目前，儿科辨证方法有八纲辨证、脏腑辨证、卫气营血辨证、六淫疫疬辨证、气血痰食辨证等，其中以前三种最为常用。

（一）八纲辨证

表里、寒热、虚实、阴阳八纲辨证，是辨证的总纲。表里是辨别疾病病位的纲领（见表 3-1）；寒热是辨别疾病性质的纲领（见表 3-2）；虚实是辨别人体正气强弱和病邪盛衰的纲领（见表 3-3）；阴阳是辨别疾病性质的总纲领。八纲辨证用于所有各类儿科病证之中，如各种外感热病和内伤杂病的辨证，都可以归纳于八纲范畴。治疗方法的选择，如解表治里、祛寒清热、补虚泻实、调和阴阳等都需要在八纲辨证的基础上确定。

表 3-1　表里辨证

表里辨证	表	里
疾病部位	皮肤、肌肉	体腔、脏腑
症状	恶寒发热、头痛、身痛、鼻塞、喷嚏、无汗或有汗等	潮热、不恶寒但恶热、烦躁、气短、腹痛、呕吐、二便闭结或大便稀溏泄泻等
脉象、舌苔	脉浮、苔薄白或无苔	脉沉、苔黄燥或白滑

表 3-2 寒热辨证

寒热辨证	寒	热
望	精神不振、似有睡意，喜缩脚蜷卧，畏寒、闭目不欲见人，爪甲青紫，舌质淡、或无苔、或有白苔滑而湿润等	神气充实、躁动不安，喜仰卧、扬手掷足，面赤貌盛、唇干、眼赤、开目欲见人，舌质红、苔黄而燥、或生芒刺、或干黑等
闻	懒言、少气、语声无力，痰多而稀薄清白，咳声重浊等	多言、气粗、语声有力、痰少、咳声清高、口臭等
问	脘腹隐痛，遇暖则减，口不渴、不欲饮或喜热饮，唾液多，小便清长、大便稀溏、或泄下清冷等	口渴引饮或喜冷饮，唾液少，小便或赤或黄、大便秘结、或泄下热臭等
切	脉诊沉迟而无力	脉诊浮、数而有力

表 3-3 虚实辨证

虚实辨证	虚	实
症状	自汗、盗汗、手足厥冷，下利清谷，小便不禁，心悸、声低胆怯、腹胀时轻时重，痛而喜按，久病、体弱等	口渴、身大热，腹胀不减，痛而拒按，大便燥结、小便热痛，谵语狂躁，体壮，新病等
脉象	浮、中、沉取均无力	浮、中、沉取均有力
舌苔	舌质淡而胖嫩、苔薄白	舌质红绛、苔黄厚或厚腻

（二）脏腑辨证

脏腑辨证，是运用藏象学说的理论，对患者的病症表现加以归纳，以辨明病变所在脏腑及其性质的辨证方法。脏腑辨证以五脏、六腑、奇恒之腑的生理功能、病理特点为临床分析辨证的依据。脏腑辨证主要用于内伤杂病辨证，也常于外感病中作为辅助辨证方法。

北宋医家钱乙在儿科辨证方面首创儿科五脏辨证体系，提出心主惊、肝主风、脾主困、肺主喘、肾主虚的辨证纲领，成为中医儿科辨证学中最重要的方法。

（三）卫气营血辨证

卫气营血辨证，是清代温病学家叶天士在《黄帝内经》《伤寒论》有关论述的基础上，创造性地提出的温病辨证方法，属于病机辨证的范畴。小儿为稚阴稚阳之体，易受温热病邪侵袭，故各种温病在儿科发病率高。卫气营血辨证广泛地适用于多种温病，是小儿温病病机辨证的基本方法。卫分证是温热病邪侵袭肌表，卫气功能失常所表现的证候；气分证是温热病邪内传脏腑，邪实正盛，正邪剧争，阳热亢盛的里热证；营分证是温热病邪内陷的严重阶段，病位多涉及心与心包络；血分证是温热病由营分进一步发展至血分的深重阶段。

四、婴幼儿疾病治疗特点

小儿疾病的治疗法则与成人基本一致，由于小儿生理病理的特点，故在具体治疗的过程中，具有许多特点。

（一）治疗要及时、正确和审慎

由于小儿为稚阴稚阳之体，脏腑娇嫩、形气未充，易感受外邪、传变迅速，易虚易实、易寒易热，因此及时、正确的治疗是非常重要的，同时治疗必须审慎，以免损伤其稚嫩之正气。

（二）处方要轻巧灵活、中病即止

小儿脏气清灵，随拨随应，在治疗时，处方也应轻巧灵活。要根据患儿的体质特点、病情轻重及脏腑功能，灵活运用，不宜呆滞、不可重浊、不得妄加攻伐。对于大寒、大热之法，均当慎用，即便有是证而用是法，也应中病即止，或衰其大半而止，不可过量，以免耗伤小儿正气。另外要注意抓住疾病的主要矛盾，运用"急则治其标，缓则治其本"及"标本兼治"的原则。

（三）注意顾护脾胃

小儿的生长发育，全靠后天脾胃化生精微之气以充养，疾病的恢复依赖脾胃健运生化，先天不足的小儿也要靠后天来调补。儿科医师应十分重视小儿脾胃的特点，处处顾及脾胃之气，切勿使之损伤。患病后注重调理脾胃是儿科的重要治疗原则。

由于小儿易感外邪，传变迅速，虚实寒热的变化较成人更快，故应见微知著，先证而治，挫病势于萌芽之时，挽病机于欲成未成之际。尤其是外感热病，病情发展迅速易变，医生更应先发制病，药先于证，先证而治，顿挫病势，防止传变，达到治病防变的目的。在用补益剂的同时，应注意消导，免生中满；在用攻下剂时注意扶正，免耗正气；在用温热药时注意病情热化而稍佐以寒凉；在用寒凉药时应防止中寒内生，适当佐以温热，此皆属先证而治之例。

（四）慎用补益之法

补益之法对体质虚弱的小儿有增强体质、助长发育的作用。但是，健康小儿长期补益可能导致性早熟，或者小儿偶感外邪，或痰湿食滞，未能觉察，若继续应用补益之法，则是闭门留寇，邪留不去，为害不浅。故补益之法切不可滥用。

正是因为以上婴幼儿治疗的特点，婴幼儿推拿才有着自己非药物治疗的独特优势。

📖 阅读卡片

中医基础知识延伸

一、阴阳学说和五行学说

阴阳五行是中国古典哲学的核心，为古代朴素的唯物哲学。可分为"阴阳"与"五行"，然而两者互为辅成，五行必合阴阳，阴阳必兼五行。

阴阳，指世界上一切事物中都具有的两种既互相对立又互相联系的力量；五行即由"木、火、土、金、水"五种基本物质的运行和变化所构成，它强调整体概念。阴阳与五行两大学说的合流形成了中国传统思维的框架，也形成了中医的基础。

二、问诊歌

> 一问寒热二问汗，
> 三问头身四问便，
> 五问饮食六胸腹，
> 七聋八渴俱当辨，
> 九问旧病十问因，
> 再兼服药参机变，
> 再添片语告儿科，
> 天花麻疹全占验。

🔍 **本章小结**

本章我们了解了中医对婴幼儿生长发育的理论认识、婴幼儿生理和病理特点的认识和婴幼儿疾病的主要辨证要点，通过学习能够根据婴幼儿的症状体征初步判断婴幼儿的整体情况，为采取正确按摩措施对婴幼儿进行日常保健，以及对某些婴幼儿疾病做辅助按摩护理做好基本的理论准备。作为早教工作者，我们虽然不参与幼儿疾病的诊断和治疗，但是在幼儿的保育教育工作中，我们要及时向家长了解孩子的健康状况，以便在保教过程中随时注意幼儿的各种情况，采取适当的照护措施，或者将需要接受诊断治疗的幼儿及时交给医学专业人士处理。

💡 基础知识巩固

一、选择题

1. 小儿面呈红色，多为（　　）。

A. 热证　　　　　　　B. 寒证　　　　　　　C. 瘀证

D. 实证　　　　　　　E. 虚证

2. 患儿 2 岁，发热 3~4 天出疹，疹形细小，状如麻粒，口腔黏膜出现"麻疹黏膜斑"者，为（　　）。

A. 口疮　　　　　　　B. 鹅口疮　　　　　　C. 麻疹

D. 痄腮　　　　　　　E. 发颐

3. 患儿 10 个月，指纹纹色青紫，多为（　　）。

A. 气血不足　　　　　B. 疼痛惊风　　　　　C. 体虚有寒

D. 寒湿阻滞　　　　　E. 瘀热内结

4. 患儿 5 岁，舌苔花剥，经久不愈，状如"地图"，病机多为（　　）。

A. 脾之气阳虚弱　　　　　　　　B. 肺脾气阴亏虚

C. 乳食积滞内停　　　　　　　　D. 胃之气阴不足

E. 寒湿生冷内停

5. 下列哪项不是火邪的性质和致病特征（　　）。

A. 炎上　　　　　　　B. 伤津耗气　　　　　C. 生风动血

D. 收引　　　　　　　E. 易致肿疡

二、填空题

1. 小儿眉间、鼻柱、唇周发青，主_____。

2. 一般来说，凡动静姿态表现为动者、强者、仰者、伸者多属_____、_____、_____；凡动静姿态表现为静者、弱者、俯者、屈者，多属_____、_____、_____。

3. 小儿耳背有红络，耳根发凉，多为_____。

4. 鼻塞流清涕者，多属_____；鼻塞流浊涕者，多属_____；鼻塞流脓涕腥臭者，多属_____。

5. 因_____所致的呕吐，其呕吐物多清稀无酸臭味；因_____所致的呕吐，其呕吐物秽浊有酸臭味。

三、论述题

论述中医对婴幼儿病理特点的认识。

典型案例分析

案例：丁某，2岁半，腹痛、腹泻、食少、腹胀、嗳气，同时伴有夜间睡眠不安。询问家长后得知平日嗜西瓜和冷饮，三餐很少定时定量，往往是喜欢吃的食物吃很多，不喜欢的食物有时一口也不吃。

分析：因小儿脾胃较成人为弱，又由于年龄幼小不知饥饱，饮食失宜，而易伤及脾胃，导致运化功能失常。如过食寒凉易伤脾阳，出现腹痛腹泻等症状，脾胃受损，不能蒸腐运化水谷，可发生食积、腹胀、腹泻等症。胃不和则卧不安，所以出现夜卧不安的情况。

按语：喂养小儿应遵循有序、有时、有节。不宜极饥而食，食不可过饱；不宜极渴而饮，饮不可过多。饮食过多，则生积聚；渴饮过多，则聚湿生痰。

 实训操作练习

同桌两人分为一组，轮流进行模拟望诊和问诊练习，加强对望诊和问诊的基本内容的了解。

学海
导航

（1）掌握常用小儿推拿的手法。

（2）掌握常用小儿推拿的穴位。

结构
导图

婴幼儿推拿基
础知识

婴幼儿推拿基本手法

- 推法
- 揉法
- 按法
- 摩法
- 掐法
- 运法
- 捣法
- 捏脊法
- 拿法
- 擦法
- 搓法
- 摇法

婴幼儿推拿常用穴位

- 头面部穴位
- 胸腹部穴位
- 项背部穴位
- 上肢部穴位
- 下肢部穴位

敏柔，女，早期教育专业学生，对中医等传统文化非常感兴趣，为了今后的职业发展，很想学习小儿推拿，但因为没有医学基础不知道该怎样学习。

问题·小儿推拿都有哪些常用的手法和穴位？作为非医学专业的学生我们应当怎样学习呢？

分析·小儿推拿是建立在祖国医学整体观念的基础上，以阴阳五行、脏腑经络等学说为理论指导，运用各种手法刺激穴位，使经络通畅、气血流通，以达到调整脏腑功能、治病保健的一种方法。小儿推拿的治疗体系形成于明代，以《保婴神术按摩经》等小儿推拿专著的问世为标志。小儿推拿的穴位有点状穴、线状穴、面状穴等，在操作方法上强调轻快柔和、平稳着实，注重补泻手法和操作程序，对常见病、多发病均有较好疗效。学习小儿推拿的知识，可助力早教及其他相关专业学生的就业和职业发展。

我们在这一章节主要学习小儿推拿常用的手法和穴位，为非医学专业的学习者提供大量手绘示意图、照片和视频，方便其进行学习和练习，为采取正确推拿措施对婴幼儿进行日常保健，以及为某些婴幼儿疾病做辅助按摩护理做好基本的理论准备。

第一节 | 婴幼儿推拿基本手法

　　婴幼儿推拿手法不同于成人手法。由于婴幼儿脏腑娇嫩，形气未充，肌肤柔弱，所以婴幼儿推拿手法强调轻快柔和、平稳着实，适达病所而止。临床应用中，婴幼儿推拿手法经常与具体穴位结合在一起，如补脾经、补肺经（向指根方向直推）、清脾经、清肺经（向指尖方向直推）、掐揉二扇门（在二扇门穴用掐揉法）、运内八卦（在内八卦用运法）等。

　　在婴幼儿推拿手法操作中，一般以推法、揉法、运法次数为多，而按法、捣法次数宜少。摩法时间较长，掐法则重、快、少，在掐后常继用揉法，按法和揉法也常配合应用。掐、拿、捏等刺激较强的手法，一般应放在最后操作，以免刺激过强，使患儿哭闹，影响后续治疗；同时在手法操作时，常用一些介质，如滑石粉、清水、葱姜汁等。采用介质不仅有润滑作用，还能防止擦破皮肤，助于提高疗效。

一、推法

　　推法包括直推法、旋推法、分推法、合推法四种。

（一）直推法

　　用拇指桡侧、罗纹面、食中指螺纹面在穴位上做单向直线推动的手法称直推法（见图4-1）。

1. 动作要领

　　术者用拇指桡侧缘或罗纹面，或食、中指罗纹面附着于一定的部位或穴位上，而后作肘关节的伸屈运动，带动腕、掌、指，使指面作单方向直线移动，不宜歪斜。

2. 动作要求

　　用力柔和均匀，轻快连续，一拂而过，以推后皮肤表面不发红为佳。有节律，频率大约为每分钟200~300次。可配用适量介质。

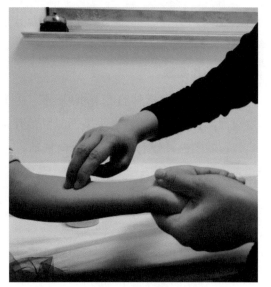

图4-1　直推法

3. 应用

　　本法主用于线穴、面穴等婴幼儿特定穴的操作，如推三关、推大肠、推肝经、推肺经等。有调阴阳、和脏腑等作用。在某些穴位上推动的方向与补泻有关，应根据不同部位和穴位而定。

（二）旋推法

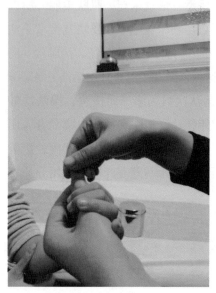

图 4-2　旋推法

用拇指指面在穴位表皮上做环形旋转推动的手法称为旋推法（见图 4-2）。

1. 动作要领

术者肘关节作轻微屈伸运动带动腕关节和拇指掌指关节运动，使拇指罗纹面在穴位上旋转推动。

2. 动作要求

拇指罗纹面要紧贴穴位。频率每分钟 150~200 次左右，用力较指揉法轻。

3. 应用

旋推法主要应用手指罗纹面等部位的穴位，如旋推脾经、旋推肾经等。

（三）分推法

用双手拇指罗纹面、食中指指面或掌面，自穴中向两旁作分向推动的手法称为分推法（见图 4-3）。

1. 动作要领

术者双手拇指伸直与四指分开，用拇指罗纹面、食中指指面或者手掌面紧贴治疗部位，自穴位的中央，分别向两旁作分向推动。

2. 动作要求

操作时，两手用力要均匀，动作要柔和、协调。向两旁作分推时，即可作直线移动，也可顺体表作弧形移动。频率每分钟 100~150 次左右。

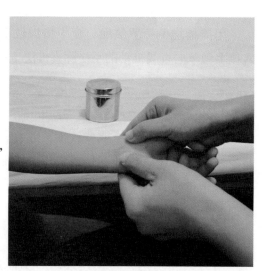

图 4-3　分推法

3. 应用

分推法多用于面穴、线穴及平面部位穴位的操作，如分腹阴阳、分推大横纹、分推膻中、推坎宫等。

（四）合推法

用双手拇指与掌面自穴位两旁向穴位中合拢推动的手法称为合推法（见图4-4），又称为"合法""和法"。

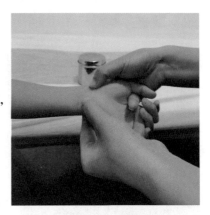

1. 动作要领

合推法与分推法是相对来说的，术者双手拇指伸直，四指分开，用拇指罗纹面或手掌面紧贴治疗部位，分别自穴位两旁向中间合向推动。

2. 动作要求

合推法操作时，两手用力要均匀，动作要柔和、协调。频率每分钟100~150次左右。

图4-4　合推法

3. 应用

合推法主要用于腕部阴阳穴和腹部阴阳穴。

二、揉法

以中指或拇指指端，或掌根，或鱼际，吸定于一定部位或穴位上，带动皮下组织做环形旋转运动，称揉法（见图4-5）。根据术者的操作部位，揉法可分别称之为指揉法、鱼际揉法和掌根揉法。

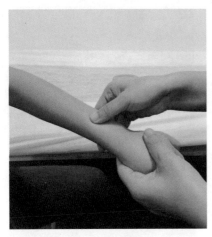

1. 动作要领

术者沉肩、垂肘，腕关节放松，以肘关节为支点，前臂作主动摆动，带动腕部，使手指、掌和鱼际在治疗部位上做轻柔缓和的环旋转动，并带动该处的皮下组织一起揉动。

2. 动作要求

操作时压力轻柔而均匀，手指不要离开接触的皮肤，使该处的皮下组织随手指的揉动而转动，不要在

图4-5　揉法

皮肤上摩擦，频率每分钟大约150~200次。

3. 应用

指揉法常用于"点"状穴，根据病情需要，可二指并揉或三指同揉，如揉二扇门以发汗解表，揉天枢以调理大肠。鱼际揉法和掌揉法适用于"面"状穴。

三、按法

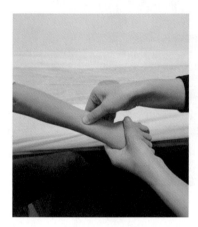

图 4-6　按法

用拇指或掌根在一定的部位或穴位上逐渐向下用力按压，称按法（见图 4-6），可分为指按法与掌按法。

1. 动作要领

按摩者用拇指或掌根在操作部位上由轻到重垂直向下用力，再由重到轻按揉。

2. 动作要求

切忌用力粗暴、突然发力。本法常与揉法配合应用。

3. 应用

本法多用于点穴、面穴等部位的操作，具有通经活络、祛寒止痛的作用。

四、摩法

用手掌面或食指、中指、无名指指面紧贴于某个部位或穴位上，腕关节做顺时针或逆时针方向的移动摩擦，且不带动皮下组织的手法，称摩法（见图 4-7）。根据按摩者的操作部位，可分为指摩法和掌摩法。

1. 动作要领

按摩者用手指指面或手掌面紧贴体表的穴位，而后做环形的、有节律地摩动。

2. 动作要求

本法在操作时手法要轻柔，速度要均匀、协调，压力大小要适当，不带动皮下组织，频率大约为每分钟 120~160 次。

3. 应用

本法多用于头面部、胸腹部，如摩中脘、摩腹。

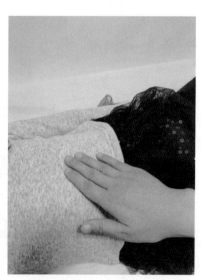

图 4-7　摩法

五、掐法

用拇指、食指或中指的指甲掐取穴位而不刺破皮肤的手法，称为掐法（见图4-8）。

1. 动作要领

术者以单手或双手拇指、食指或中指指甲端，垂直于治疗穴位上重按而掐之。一般拇指掐法最为常用。

2. 动作要求

先取准穴位，指甲垂直穴位，由轻至重用力。为避免刺破皮肤，可在施掐部位上置一薄布。操作次数一般掌握在4~5次，或中病即止，不宜反复长期使用。掐后继用揉法，以缓和刺激。

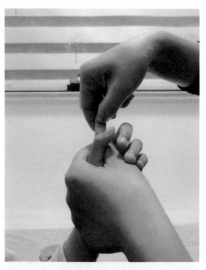

图4-8　掐法

3. 应用

本法适用于头面部、手足部点状穴位，以救治小儿惊风、昏厥等症，具有定惊醒神、通关开窍的作用。

六、运法

用手指的罗纹面在体表做环形或弧形推动的手法叫运法，又称为运推法（见图4-9）。

1. 动作要领

术者用拇指的罗纹面或中指的罗纹面，轻附于治疗部位，由此穴向彼穴作弧形推动，或在穴周作周而复始的环形推动。

2. 动作要求

操作时接触面要紧贴体表。手法宜轻不宜重，宜缓不宜急，操作时仅有皮肤表面的摩擦，不要带动皮下组织。频率每分钟80~120次。

3. 应用

运法是小儿推拿手法中最轻的一种，常用于点状穴、面状穴、线状穴等小儿头面及手部特定穴的

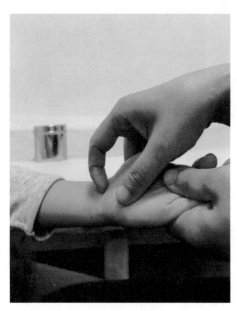

图4-9　运法

操作，具有理气和血、舒筋活络作用。在某些穴位上运法的方向与补泻有关，使用时应根据不同部位与穴位而定。

七、捣法

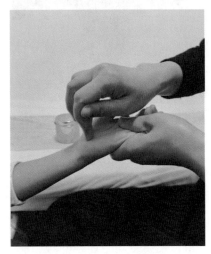

图 4-10　捣法

用中指指端或指间关节背侧有节奏叩击穴位的方法，称捣法（见图 4-10）。

1. 动作要领

术者腕关节主动屈伸，带动中指指端或指间关节背侧叩击穴位。

2. 动作要求

指间关节要自然放松，捣击位置要准确，用力有弹性。每分钟 100 次左右。

3. 应用

本法常用于点状穴，如捣小天心，以安神宁志。

八、捏脊法

用双手沿长强穴自下而上捏至大椎穴一直线，边捏边连续不断地向上推移的一种推拿操作方法，称为捏脊法（见图 4-11）。因该法治疗小儿疳积有特效，故又称为捏积。

1. 动作要领

用拇指桡侧缘顶住皮肤，食、中指前按，三指同时用力提拿皮肤，双手交替捻动向前；或食指屈曲，用食指中节桡侧顶住皮肤，拇指前按，两指同时用力提拿皮肤，双手交替捻动向前。

2. 动作要求

操作前，需在皮肤表面涂以适量的介质。

操作过程中，术者保持呼吸自然，身体协调，腕部放松，动作连贯，一气呵成，做有节律的、均匀一致的循序捏动。

操作时捏起皮肤多少及提拿用力大小要适当，不

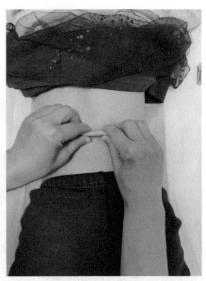

图 4-11　捏脊法

可拧转。捏得太紧，不容易向前捻动推进，捏少了则不易提起皮肤。捻动向前时，需作直线前进，不可歪斜。

操作时，可捏三下提拿一下，称之为"捏三提一法"。

为缓解皮肤的不适感，可在每捏完一遍后以食、中、环三指或掌自上而下抹 3~5 遍。

3. 应用

本法主要用于背脊"线"状部位，具有调和阴阳、健脾和胃、疏通经络、行气活血的作用。对治疗小儿积滞、疳积、厌食、腹泻、呕吐等症有特效。本法根据病情需要，在捏脊过程中，可以根据不同的治疗和保健目的提拿膀胱经的有关俞穴，以取得更为满意的疗效。

九、拿法

捏而提起谓之拿，即用拇指与食指或其余四指罗纹面对称用力内收提捏肌筋的手法称为拿法（见图 4-12）。

1. 动作要领

二指拿法，用拇指罗纹面和食指罗纹面相对用力夹住治疗部位的肌筋逐渐用力内收提起，并作连续的一紧一松地捏提或捏揉。

五指拿法，用拇指罗纹面与其余四指罗纹面相对用力夹住治疗部位的肌筋逐渐用力内收提起，并作连续的一紧一松地捏提划捏揉。

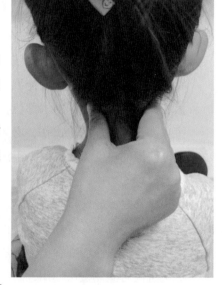

图 4-12　拿法

2. 动作要求

操作时腕关节要放松微屈，动作柔和。

着力面为罗纹面，不可用指端、爪甲内抠。

拿法运劲要由轻到重，不可突然用力或使用暴力。

3. 应用

拿法运用广泛，常用于颈项部、肩背部、四肢部。

拿风池，具有发汗解表、开窍醒神的功效。常与按揉太阳、睛明穴等配合应用，可用于头痛、感冒、鼻塞、项强等症。

拿颈项部，具有祛风散寒、开窍明目、舒通经络的功效。

拿肩井，具有祛风散寒、调和气血的功效，可用于治疗感冒、上肢痹痛等症。

拿四肢，具有疏经通络、松肌解痉的功效，可用于治疗四肢痹痛等症。

十、擦法

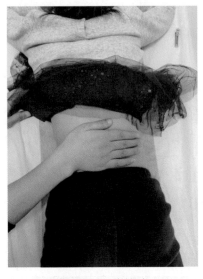

图 4-13　掌擦法

用指、掌贴附于体表的治疗部位，作直线来回摩擦运动的手法，称为擦法。用小鱼际着力摩擦的，称为小鱼际擦法，又称侧擦法。用鱼际着力摩擦的，称为鱼际擦法。用全掌着力摩擦的，称为掌擦法（见图4-13）。用拇指或食指、中指、无名指指面着力摩擦的，称为指擦法。

1. 动作要领

术者腕关节伸直，使前臂与手掌在同一水平线上。小鱼际、鱼际、全掌或手指面贴附于体表的治疗部位，稍用力向下按压，以肩关节为支点，上臂摆动，带动前臂以及手掌在体表上下或左右摩擦移动，使治疗部位产生一定的热感。

2. 动作要求

操作时，着力部位要紧贴皮肤，动作要稳，必须直线往返，不可歪斜。

往返的距离要长，动作要连续、有节奏，频率一般为每分钟100次左右。

擦法操作：要求暴露施术部位，故室内须保持暖和，以免婴幼儿着凉。

擦法如直接在皮肤上操作，必须在施术部位涂适量润滑介质，既可保护皮肤，防止破皮，又可使擦的热度深入，提高手法治疗的效果。

压力要均匀适中，一般以摩擦不使局部皮肤折叠为宜。

擦法操作时，要保持呼吸自然，切忌屏气。

擦法操作完成后，皮肤已经潮红，故不能再在该处使用其他手法，否则容易造成破皮。临床治疗时，擦法一般都在其他手法之后使用。

擦法可配合湿热敷法使用，对提高疗效有一定的帮助。

3. 应用

擦法适用于全身各部位，具有温经通络、行气活血、消肿止痛等作用。

掌擦胸胁及腹部，可用于治疗脾胃虚寒引起的腹痛及消化不良等症。

小鱼际擦肩、背、腰、臂及下肢部，可用于风湿酸痛、肢体麻木、伤筋等症。

鱼际擦胸腹、腰背、四肢部，可用于外伤、瘀血、红肿等。

指擦法适用于四肢小关节及胸骨、锁骨下窝等凹陷不平之处。

十一、搓法

用手掌面着力于治疗部位或双手夹住肢体作交替搓动的方法，称为搓法（见图4-14）。

1. 动作要领

婴幼儿肢体放松，按摩者用双手掌面夹住肢体的治疗部位，然后朝反方向相反的快速搓动、搓揉或搓摩，同时上下往返移动。

2. 动作要求

操作时按摩者腕关节放松，双手用力要对称，不宜夹得太紧。

搓动要快，移动要慢。

动作要灵活、连贯。

3. 应用

本法较轻柔，有疏通经络、行气活血、放松

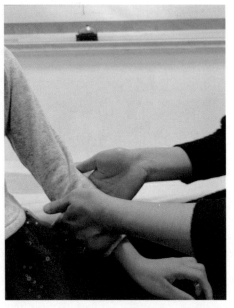

图4-14 搓法

肌肉的作用，适用于四肢、腰背及胁肋部，临床上常作为辅助性结束手法应用。肩部适合搓揉，腰背部适合搓摩。

十二、摇法

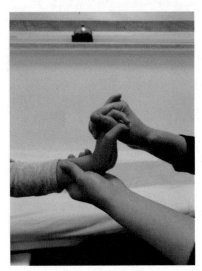

图4-15 摇法

以患肢关节为轴心，使肢体、关节被动环转的手法称为摇法（见图4-15）。

1. 动作要领

按摩者用一手握住或扶住被摇关节的近端（固定肢体），另一手握住远端，然后做缓和的环转运动，使被摇的关节做顺时针及逆时针方向的摇动。

2. 动作要求

摇转的幅度慢慢变大，并根据病情掌握摇转幅度的大小，做到因势利导，适可而止。

摇转的幅度必须限制在正常的关节生理活动范围内，或在患者能承受的力度范围内进行。

操作时，动作要缓和，用力要平稳，速度宜缓慢。

3. 应用

摇法具有舒筋活血、滑利关节、松解粘连和增强关节活动功能等作用，多应用于颈项部、腰部及四肢部等关节。

📖 阅读卡片

婴幼儿推拿常用的复式手法

上面我们介绍了婴幼儿推拿的常用单式手法，下面我们了解一些婴幼儿推拿常用的复式手法作为补充。

一、黄蜂入洞

操作方法：一手轻扶患儿头部，使患儿头部相对固定，令食指、中两指的指端着力，紧贴在婴幼儿两鼻翼内侧下缘处（口禾髎），腕关节带动着力部分反复不间断揉动50~100次。

功能主治：黄蜂入洞具有通窍发汗的作用，常常用于治疗婴幼儿发热无汗的症状，效果很好。

二、运水入土

操作方法：用大拇指桡侧缘从肾经即小拇指沿着掌根运向大指脾经方向。

功能主治：本方法具有健脾通闭的功能，常常用来治疗小儿腹泻、两便闭结。

三、运土入水

操作方法：用大指桡侧缘从小儿脾经沿着它的手掌边运向小指端肾经。

功能主治：本方法具有通利滋肾的作用，常常用来治疗小便赤涩、频数等病症。

四、水底捞月

操作方法：将冷水滴入小儿手掌心，用中指或者大指端从其小指根退运至手掌心，边推边吹凉气。

功能主治：本方法具有清热燥湿、泻火解毒、散内热的作用，常常用来治疗高热、神昏、目赤、鼻衄等。

五、打马过天河

操作方法：先推运至内劳宫，然后用左手拿小儿两指，用右手食指和中指从总筋处沿着天河水打至肘弯止；或者用食指和中指从总筋处沿着其天河水弹至手腕处。

功能主治：本方法具有通调气血的作用，常常用来治疗恶寒发热、麻木等症。

六、猿猴摘果

操作方法：医者用两手的食指与中指夹住婴幼儿两耳尖向上提10~20次，再捏两耳垂向下拉10~20次，如猴摘果之状。

功能主治：定惊悸、除寒积。

| 第二节 | 婴幼儿推拿常用穴位

　　婴幼儿推拿除了用到少数的成人十四经穴及经外奇穴外，还运用大量特定穴。这些穴位不循经络，形态分别呈点、线、面状，分布于头面部、胸腹部、腰背部及四肢，但多数穴位分布于双手手掌，即所谓"小儿百脉汇于手掌"。上肢部穴位一般以左手推拿为宜。婴幼儿推拿操作一般按照头面部、上肢、胸腹、腰背和下肢的顺序。如婴幼儿不愿意头部被按摩，按摩者可以先按摩其手部，最后按摩头部，亦可根据病情轻重或患儿体位调整先后顺序，但一般不可频繁变换体位。上肢部左手穴位如图 4-16 所示，婴幼儿正面穴位如图 4-17 所示，小儿背面穴位如图 4-18 所示。

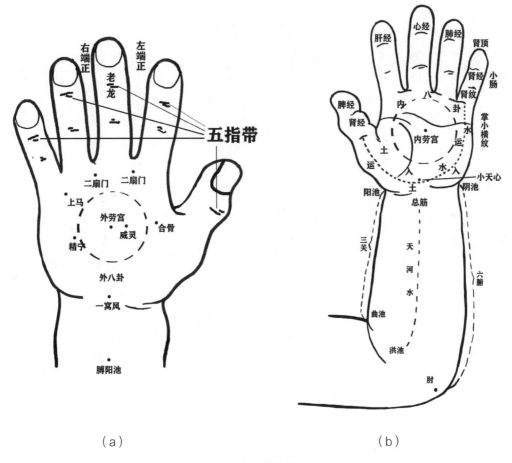

（a）　　　　　　　　　　　　　　（b）

图 4-16　上肢部左手穴位图

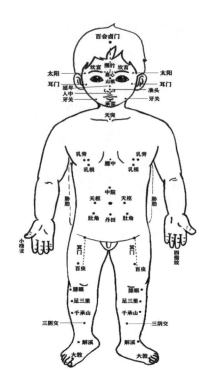

图 4-17　小儿正面穴位图

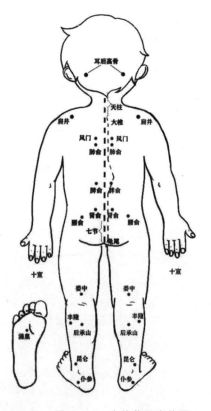

图 4-18　小儿背面穴位图

一、头面部穴位

（一）攒竹穴

位置：两眉中间至前发际，成一直线。

操作：两拇指自下而上交替直推，称"推攒竹"（见图 4-19），又称"开天门"。

次数：30~50 次。

主治：感冒、发热、头痛、精神萎靡、惊惕不安等。

临床应用：推攒竹能疏风解表，开窍醒脑，镇静安神，是小儿推拿的常用手法，常用于治疗外感表证（风寒、风热均可）及内伤杂病，多与推坎宫，揉太阳穴合用；若用于治疗惊惕、烦躁，可与清肝经、揉百会等合用。

穴位：天门即天宫之门，此穴在人前额正中，故名天门。

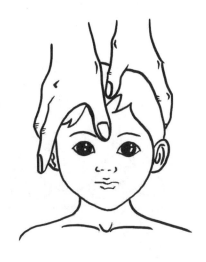

图 4-19 推攒竹

（二）坎宫穴

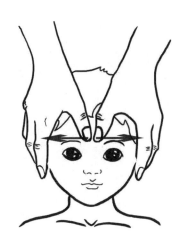

图 4-20 推坎宫

位置：自眉头起，沿眉向眉梢成一横线。

操作：两拇指自眉心向眉梢作分推，称"推坎宫"（见图 4-20）。

次数：30~50 次。

主治：外感发热、惊风、头痛、目赤。

临床应用：推坎宫能疏风解表、醒脑明目，止头痛。常用于外感发热、头痛，多与推攒竹、揉太阳等合用；若用于治疗目赤痛，可与清肝经、掐小天心、清天河水等穴合用。

按：坎宫为九宫之一，五行属水，古代术数家指居北的方位。人的头部对应地理的北方，故此穴名坎宫。

（三）太阳穴

位置：眉后凹陷处。

操作：两拇指桡侧自前向后直推，称推太阳；用中指指端揉或运，称揉太阳（见图

4-21）或运太阳，向眼方向揉为补法，向耳方向揉为泻法。

次数：30~50 次。

主治：头痛、发热、惊风、目赤痛。

临床应用：推揉太阳穴能疏风解表、清热、明目、止头痛。推揉太阳穴主要用于治疗外感发热，若外感表实、头痛用泻法；若外感表虚，内伤头痛用补法。

穴位：太阳穴为成人穴位，属经外奇穴。

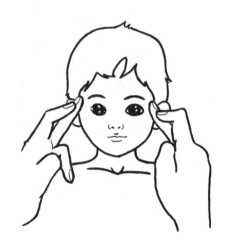

图 4-21　揉太阳穴

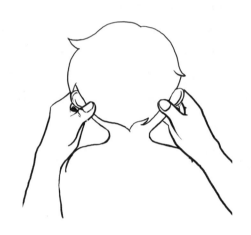

图 4-22　揉耳后高骨

（四）耳后高骨

位置：耳后入发际，高骨（颞骨乳突）下面凹陷中间的位置。

操作：用拇指或中指揉，称揉耳后高骨（见图 4-22）。

次数：30~50 次。

主治：头痛、惊风、烦躁不安。

临床应用：揉耳后高骨能疏风解表，治疗外感头痛，常与攒竹穴、坎宫穴、太阳穴等合用；亦能安神除烦，治疗惊风、烦躁等症，可与百会、清心经等穴合用。

穴位：耳后高骨，位于耳后入发际，乳突后缘下陷中，即两侧耳后入发际高骨下凹陷中。

（五）山根

位置：两目内眦中间。

操作：拇指甲掐，称掐山根。

次数：3~5 次。

主治：惊风、抽搐。

临床应用：掐山根有开关窍、醒目定神的作用，对惊风、昏迷、抽搐等症有缓解效果，多与掐人中、掐老龙等合用。

穴位：本穴除用于治疗疾病外，还用于诊断，如见山根处青筋显露，说明有惊风或脾胃虚寒之症。

（六）人中

位置：人中沟，上嘴唇至鼻子下侧之间 1/3 与 2/3 处交界点。

操作：用拇指掐，称掐人中。

次数：3~5 次或醒后即止。

主治：惊风、昏厥、抽搐。

临床应用：掐人中能醒神开窍，主要用于急救，用于惊厥、抽搐等症，常与掐十宣、掐老龙等合用。

穴位：人中（水沟）为成人穴位，属任脉。

（七）迎香

位置：鼻翼旁五分处，位于鼻唇沟中间。

操作：用食指、中指揉，称揉迎香（见图 4-23）。

次数：20~30 次。

主治：鼻塞流涕。

临床应用：揉迎香，能宣肺气，通鼻窍。主要用于外感或慢性鼻炎引起的鼻塞，可与清肺经、风池等穴合用。

穴位：迎香，亦为成人穴位，属手阳明大肠经。

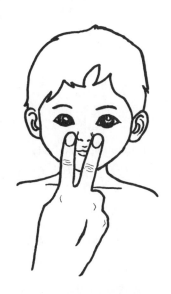

图 4-23　揉迎香

（八）百会

位置：发际正中直上 5 寸，或两耳尖连线的中点处。

操作：用拇指指腹或指端按或揉，称按百会或揉百会（见图 4-24）。

次数：按 30~50 次；揉 100~200 次。

主治：头痛、惊风、脱肛、遗尿等。

临床应用：百会为诸阳之会，按揉穴能安神镇惊，升阳举陷。能治疗惊风、烦躁等症，可与清肝经、清心经、小天心等穴合用；能治疗遗尿、脱肛等症，可与三关、丹田等穴合用。

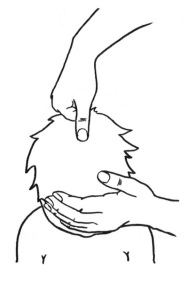

图 4-24　揉百会

穴位：百会为成人穴位，属督脉。督脉、足太阳之会。

（九）风池

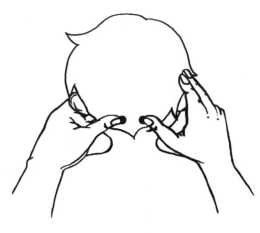

图 4-25　拿风池

位置：在颈部，当枕骨之下，与风府相平，后发际上 1 寸，胸锁乳突肌与斜方肌上端之间的凹陷处。

操作：用拇指、食指推拿或用拇指揉，称为拿风池（见图 4-25）或揉风池。

次数：5~10 次。

主治：感冒、头痛、颈项强痛。

临床应用：拿、揉风池能发汗解表，祛风散寒，治疗感冒、头痛，常与推攒竹、掐揉二扇门等合用；亦能用于治疗颈项强痛，可与揉列缺、揉颈项部肌肉合用。本法发汗作用显著，表虚者不宜用本法。

穴位：风池为成人穴位，属足少阳胆经。

（十）天柱骨

位置：在颈部后发际正中至大椎处，成一条直线。

操作：用拇指或食指自上而下直推，称推天柱骨（见图 4-26）。用刮痧板蘸水自上向下刮，称刮天柱骨。

次数：推 100~500 次，刮至皮下出痧即可。

主治：发热、呕吐、惊风等症。

临床应用：推、刮天柱骨能降逆止呕，祛风散寒，主要治疗呕吐、恶心和

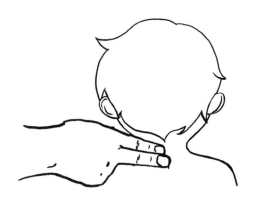

图 4-26　推天柱骨

外感发热等，常与拿风池、掐揉二扇门等合用；治疗呕吐，常与板门推向横纹、揉中脘等合用。

穴位：天柱骨，又名旋台骨、玉柱骨、颈骨、大椎骨，是第四、五、六颈椎的合称。

二、胸腹部穴位

（一）天突

位置： 位于颈部，当前正中线上胸骨上窝中央。

操作： 中指端按或揉，称按天突或揉天突（见图 4-27）。

次数： 10~15 次。

主治： 咳喘胸闷、痰壅气急、恶心呕吐等。

临床应用： 按揉天突能理气化痰、降逆平喘、止呕，可用于因气机不利、痰涎壅盛或胃气上逆所致的咳喘、呕吐，多与推揉膻中、运内八卦与揉中脘等合用。中指微屈，用指端快速向下、向里按，可催吐。

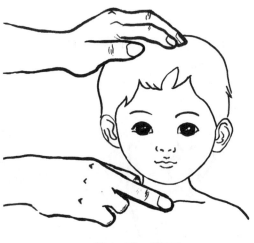

图 4-27　揉天突

穴位： 天突为成人穴位，属任脉。主治咳嗽、哮喘、胸痛、咽喉肿痛、暴喑、瘿气、梅核气、噎膈等症。

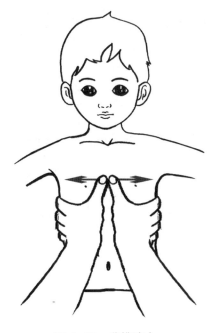

图 4-28　分推膻中

（二）膻中

位置： 两乳头之间。

操作： 用中指揉，称揉膻中；两拇指自穴中间向两旁分推至乳头，称分推膻中（见图 4-28）；用食指、中指自胸骨切迹向下推至剑突，称推膻中。

次数： 推或揉 50~100 次。

主治： 咳喘、痰鸣、胸闷、吐逆等。

临床应用： 膻中为气会，推揉膻中能宽胸理气、止咳化痰。治疗痰吐不利，常与揉天突、揉丰隆等穴合用；治疗咳喘、痰鸣，常与推肺经、揉肺俞等穴合用；治疗吐逆，取推膻中，常与运内八卦、横纹推向板门、分腹阴阳等穴合用。

穴位：膻中，亦为成人穴位，属任脉，为心包之募穴，八会穴之气会。

（三）乳旁、乳根

位置： 乳头外侧6毫米处为乳旁，乳头向下6毫米处为乳根。

操作： 食指、中指分别揉乳旁、乳根穴，称揉乳旁、揉乳根。

次数： 20~50次。

主治： 咳喘、胸闷。

临床应用： 揉乳旁与揉乳根能宽胸理气、止咳化痰，治疗咳喘、胸闷，可与揉膻中、揉肺俞等合用。

（四）胁肋

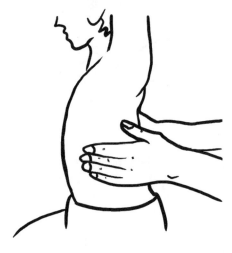

图4-29 搓摩胁肋

位置： 腋下两肋至天枢处。

操作： 两手掌从两胁腋下搓摩至天枢穴，称搓摩胁肋（见图4-29），又称按弦走搓摩。

次数： 50~100次。

主治： 胁痛、胸闷、痰喘气急、疳积等。

临床应用： 搓摩胁肋能顺气化痰、除胸闷、开积聚，可用于治疗因食积、痰壅、气逆所致的胁痛、胸闷、痰喘气急等，常与揉膻中、推膻中等合用；疳积者可多搓摩胁肋。

穴位： 胁肋，又称肋骨，是腋部以下至十二骨部分的统称。

（五）中脘

位置： 位于腹部正中线，脐上4寸处。

操作： 用指端或掌根按揉中脘，称揉中脘；用掌心或四指摩中脘部位，称摩中脘。

次数： 揉100~300次，摩5分钟。

主治： 食积、食欲不振、腹胀、嗳气、呕吐、泄泻等。

临床应用： 揉、摩中脘能健脾和胃，消食和中，常用于食欲不振、腹胀、食积、呕吐、泄泻，可与推脾经、按揉足三里等合用。

按： 中脘为成人穴位，属任脉，为胃之募穴，八会穴之腑会。

（六）腹

位置： 腹部（以中腹为主）。

操作：两手沿肋弓角边缘或自中脘至脐，向两旁分推，称分推腹阴阳；以掌或四指摩腹，称摩腹，如图 4-30 所示。

次数：分推 100~200 次，摩 3 分钟。

主治：消化不良、腹痛、腹胀、恶心、呕吐等。

临床应用：摩腹、分推腹阴阳能健脾和胃，理气消食，用于治疗腹痛、腹胀、恶心、呕吐等，可与揉中脘、推脾经等合用；用于治疗婴幼儿腹泻，常与揉脐、揉龟尾、推上七节合用，也常与捏脊法、按揉足三里合用。顺时针摩手里为泻法，逆时针摩腹为补法。

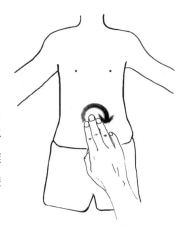

图 4-30　摩腹

（七）脐

位置：肚脐。

操作：用食指和中指的指端或掌根揉，称揉脐（见图 4-31）。

次数：100~300 次。

主治：腹泻、便秘、腹胀、腹痛等。

临床应用：揉脐能温阳散寒、补益气血、健脾和胃、消食导滞，多用于治疗腹痛、腹泻、便秘等，常与摩腹、揉龟尾，推七节等合用，简称"龟尾七节，摩腹揉脐"。

按：脐（神阙），亦为成人穴位，属任脉。

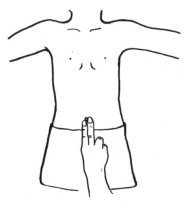

图 4-31　揉脐

（八）天枢

位置：脐旁 2 寸，左右对称。

操作：食指、中指分别置于两侧天枢穴指揉，称揉天枢（见图 4-32）。

次数：50~100 次。

主治：食积、腹胀、腹痛、腹泻、便秘，消化功能紊乱等症。

临床应用：天枢为大肠募穴，揉之能疏调大肠、理气消滞，用于治疗急慢性胃肠炎及消化功能紊乱，可与揉脐、推脾经、按揉足三里等合用。天枢与脐可同时按揉，食指与无名指分别按置于两侧的天枢穴，同时揉动。

穴位：天枢为成人穴位，属足阳明胃经，为大肠的募穴。

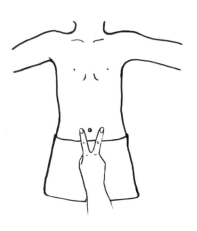

图 4-32　揉天枢

（九）丹田

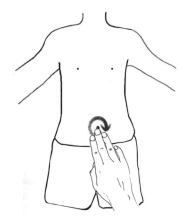

图 4-33　揉丹田

位置：位于小腹部，在脐下 2~3 寸处。

操作：可揉、可摩，称揉丹田（见图 4-33）或摩丹田。

次数：揉 50~100 次，摩 5 分钟。

主治：腹痛、遗尿、脱肛、疝气、尿潴留等。

临床应用：揉、摩丹田能培肾固本、温补下元，用于治疗先天不足、寒凝少腹之腹痛、疝气、遗尿、脱肛、遗尿等症，可与补肾经、推三关、揉外劳宫等合用，揉丹田对尿潴留有一定效果，可与清小肠、推箕门等合用。

（十）肚角

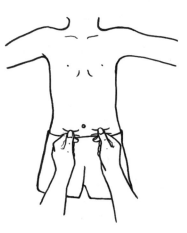

图 4-34　拿肚角

位置：脐下 2 寸处，旁开 2 寸处大筋。

操作：用拇指、食指与中指作拿法，称拿肚角（见图 4-34）；用拇指按，称按肚角。

次数：3~5 次。

主治：腹痛、腹泻。

临床应用：按、拿肚角是止腹痛的疗法，各种原因引起的腹痛均可用此法缓时，临床上亦用此操作治疗便秘。本法刺激性较强，可在诸手法施毕后，再拿此穴，以防患儿哭闹影响手法的操作。

三、项背部穴位

（一）肩井

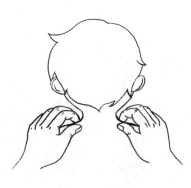

图 4-35　拿肩井

位置：在大椎与肩峰连线的中点，在肩部筋肉处。

操作：用手指按，称按肩井；用拇指、食指与中指对称用力提拿，称拿肩井（见图 4-35）。

次数：按 30~50 次，拿 3~5 次。

主治：感冒、惊厥、上肢抬举不利等。

临床应用：按、拿肩井能宣通气血、发汗解表。此法常作为推拿治疗的结束手法，又称为总收法。

穴位：肩井，亦为成人穴位，属足少阳胆经。

（二）大椎

位置：第七颈椎棘突下凹陷处。

操作：用拇指揉，称揉大椎。

次数：20~30 次。

主治：热病、疟疾、骨蒸盗汗、咳嗽、气喘、癫痫、小儿惊风、感冒、畏寒、风疹、头项强痛等。

临床应用：揉大椎能清热解表，主要用于治疗感冒、发热、项强、咳嗽，可与揉乳旁、乳根等手法合用。

按：大椎为成人穴位，属督脉。

（三）风门

位置：第二胸椎棘突下，左右各旁开 1 寸 5 分处。

操作：食指、中指分别揉左侧和右侧的穴位，称揉风门。

次数：20~30 次。

主治：感冒、咳嗽、气喘、伤风、头痛、项强、胸背痛等。

临床应用：揉风门能发汗解表、止咳平喘，主要用于外感风寒、咳嗽气喘，可与拿风池、清肺经、揉肺俞、推揉膻中等合用。

穴位：风门为成人穴位，属足太阳膀胱经。

（四）肺俞

位置：第三胸椎棘突下，左右各旁 1 寸 5 分处（点状和线状结合穴）。

操作：用食指、中指分别揉左右穴位，称揉肺俞（见图 4-36）；用两拇指分别沿肩胛骨内侧缘从上向下推动，称推肺俞或分推肩胛骨。

次数：揉 50~100 次，推 100~300 次。

主治：喘咳、痰鸣、胸闷、胸痛。

临床应用：揉肺俞、分推肺俞能调节肺气、补虚损、止咳嗽，多用于治疗呼吸系统疾病，可与推揉膻中、清肺经等合用；对久咳不愈者，指揉肺俞时可蘸少量盐，疗效更佳。

穴位：肺俞为成人穴位，属足太阳膀胱经，为肺之背俞穴。

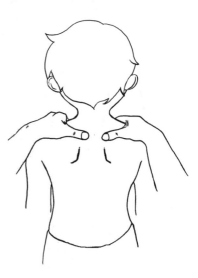

图 4-36　揉肺俞

（五）脾俞

位置： 第十一胸椎棘突下，左右各旁 1 寸 5 分处。

操作： 以食指、中指分别揉左右两侧的穴位，称揉脾俞。

次数： 50~100 次。

主治： 腹泻、呕吐、食欲不振、疳积、四肢乏力等。

临床应用： 揉脾俞能健胃、助运化、祛水湿，常用于治疗消化系统疾病，可与揉中脘、推脾经，按揉足三里、捏脊等合用。

（六）肾俞

位置： 第二腰椎棘突下，左右各旁 1 寸 5 分处。

操作： 用两指分别揉左右两侧的穴位，称揉肾俞。

次数： 50~100 次。

主治： 腹泻、便秘、少腹痛、下肢痿软乏力等。

临床应用： 揉肾俞能滋阴壮阳、补益肾元，可用于治疗肾虚引起的腹泻、便秘，常与补脾经、补肾经、揉上马等合用；也可用于治疗下肢痿软乏力，常与捏脊合用。

按： 肾穴为成人穴位，属足太阳膀胱经，为肾之背俞穴。

（七）龟尾（长强）

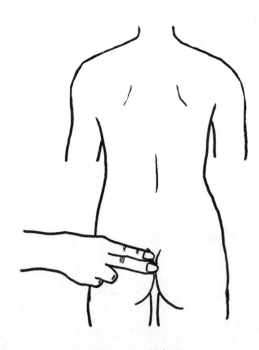

图 4-37　揉龟尾

位置： 尾椎骨端。

操作： 以拇指指端或中指指端揉，称揉龟尾（见图 4-37）。

次数： 100~300 次。

主治： 泄泻、便秘、脱肛、遗尿。

临床应用： 揉龟尾能通调节督脉经气，调理大肠，用于治疗泄泻、便秘，常与推七节、摩腹、揉脐等合用；用于治疗脱肛、遗尿，常与揉丹田、按揉百会等穴合用。

（八）脊柱

位置： 龟尾至大椎，成一条直线。

操作： 用食指、中指自上而下作直推，称推脊；用捏法自下而上捏，称捏脊（见图 4-38）。捏脊一般捏 3~5 遍，每捏三下再将背脊皮提拉一下，称为"捏三提一法"。

次数：推 100~300 次，捏 3~5 遍。

主治：发热、惊风、疳积、腹泻、便秘等。

临床应用：自上而下推脊，能清热，在推脊时可蘸少量凉水或酒精，多与退六腑、清天河水、推涌泉等合用；自下而上捏脊，能调阴阳、理气血、和脏腑、通经络、培元气，具有强健身体的功能，是婴幼儿保健常用手法之一，多与补脾经、补肾经、推三关、摩腹、按揉足三里等合用，用于治疗先天和后天的慢性病症。

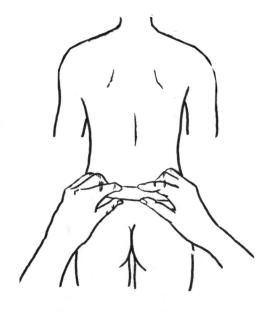

图 4-38　捏脊

（九）七节骨

位置：第四腰椎棘突至龟尾，成一条直线。

操作：用拇指桡侧面或食指、中指螺纹面自下而上或自上而下作直线推动，分别称为推上七节骨和推下七节骨（见图 4-39）。

次数：100~300 次。

主治：泄泻、便秘、脱肛。

临床应用：推上七节骨能温阳止泻，用于虚寒腹泻、久泻，可与揉龟尾、摩腹、揉脐等穴相合用，还可用于治疗气虚下陷的脱肛、遗尿，常与按揉百会、揉丹田等合用；推下七节骨能泻热通便，用于治疗肠热便秘，多与揉膊阳池穴合用。

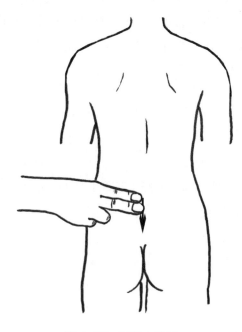

图 4-39　下推七节骨

四、上肢部穴位

（一）脾经

位置： 拇指桡侧指尖至指根，或拇指末节螺纹面。

操作： 将患儿拇指弯曲，循拇指桡侧边缘，由指端向指根方向直推，或在螺纹面旋推，称补脾经；由指根向指端方向直推称清脾经；来回推为平补平泻，称推脾经（见图4-40）。

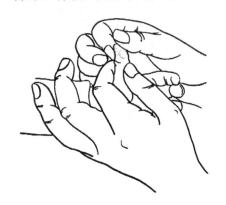

次数： 100~500 次。

主治： 腹泻、便秘、食欲不振、消化不良等。

临床应用： 补脾经能健脾胃、补气血，用于治疗脾胃虚弱、气血不足引起的食欲不振、消化不良，常与揉中脘、指揉脾俞、按揉足三里等合用；清脾经能清热利湿、化痰止呕，用于治疗湿热熏蒸、皮肤发黄、恶心

图4-40 推脾经

呕吐、腹泻痢疾等，常与清天河水、清大肠等合用。小儿脾胃薄弱，不宜攻伐太甚，在一般情况下，脾经穴多用补法。

（二）肝经

位置： 食指末节螺纹面。

操作： 食指伸直，由指端向指根方向直推或旋推，称补肝经（见图4-41）；由指根向指端方向直推称清肝经。清肝经、补肝经统称为推肝经。

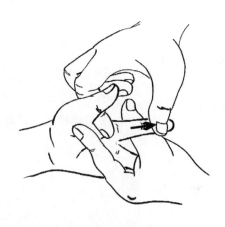

图4-41 补肝经

次数： 100~500 次。

主治： 烦躁不安、惊风、五心烦热、目赤、口苦咽干等。

临床应用： 清肝经能平肝泻火、息风镇惊、解郁除烦，常用于治疗惊风、抽搐、烦躁等，可与清天河水、推涌泉等合用；肝经宜清而不宜补，若肝虚应补时，则需补后加清，或以补肾经代之，此为滋肾养肝法。

（三）心经

位置： 中指末端，位于手指的螺纹面。

操作： 由指端向指根方向直推或旋推，称补心经；由指根向指端方向直推为清，称清心经（见图 4-42）。清心经、补心经统称为推心经。

次数： 100~500 次。

主治： 高热神昏、惊惕不安、五心烦热、口舌生疮、小便赤涩等。

临床应用： 清心经能清热退心火，可用于治疗心火旺盛引起的高热神昏、面赤口疮、小便乱短赤等，常与清天河水、清小肠等合用；本穴宜清不宜补，补之恐动心火。若有气血不足引起的心烦不安、睡卧露睛等症，用补法时，可补后加清，或以补脾经代之。

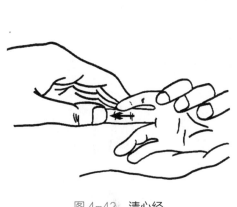

图 4-42　清心经

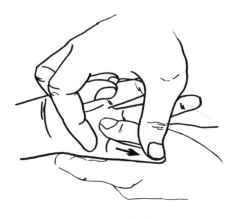

图 4-43　清肺经

（四）肺经

位置： 无名指末节（在螺纹面）。

操作： 由指端向指根方向直推或旋推，称补肺经；由指根向指端方向直推为清，称清肺经（见图 4-43）。补肺经和清肺经统称为推肺经。

次数： 100~500 次。

主治： 感冒、发热、咳嗽、胸闷、气喘、虚汗、脱肛等。

临床应用： 补肺经能补益肺气，可用于治疗肺气虚损、气喘、咳嗽、自汗等，常与揉肺俞等合用；清肺经能宣肺清热、疏风解表、化痰止咳，可用于治疗肺热痰喘、痰鸣等，与推膻中、揉风门等合用。

（五）肾经

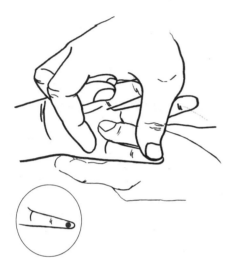

图 4-44　补肾经

位置：小指末节（在螺纹面）。

操作：由指根向指端方向直推或旋推为补，称补肾经；由指端向指根方向直推为清，称清肾经。补肾经（见图 4-44）和清肾经统称推肾经。

次数：100~500 次。

主治：先天不足、久病体虚、虚喘、肾虚腹泻、遗尿、膀胱蕴热、小便淋沥刺痛等。

临床应用：补肾经能补肾益髓，温养下元，可用于先天不足、久病体虚、肾虚久泻、遗尿等症，常与揉肾俞、揉丹田等合用；本穴宜补不宜清，如需清法时，常以清小肠代之，可用于膀胱蕴热、小便赤涩等。

（六）大肠经

位置：食指桡侧缘，自食指端至虎口成一直线（线状穴位）。

操作：由食指端直推向虎口为补，称补大肠；反之为清，称清大肠（见图 4-45）。补大肠和清大肠统称为推大肠。

次数：100~300 次。

主治：腹泻、脱肛、便秘。

临床应用：补大肠能涩肠固脱，温中止泻，可用于治疗虚寒腹泻、脱肛等病症，常与揉丹田、揉外劳宫、推三关等合用；清大肠能清利肠腑、除湿热、导积滞，可用于治疗湿热、积食滞留肠道引起的身热腹痛、痢下赤白、大便秘结等症，常与退六腑、摩腹等合用。

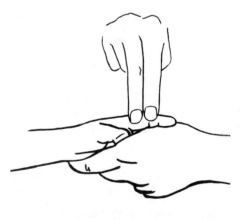

图 4-45　清大肠

（七）小肠经

位置：小指尺侧缘，自指端到指根成一直线。

操作：由指根向指端方向直推为清，称清小肠；反之为补小肠。清小肠和补小肠统称为推小肠。

次数：100~300 次。

主治：小便赤涩、尿闭、遗尿等。

临床应用：清小肠能清利下焦湿热，泌清别浊，可用于治疗小便短赤不利、尿闭、水泻等症，常与清天河水合用；补小肠可用于下焦虚寒引起的遗尿、多尿，常与揉丹田、揉肾俞等合用。

（八）肾顶

位置：小指顶端。

操作：以拇指指端按揉，称揉肾顶（见图 4-46）。

次数：100~500 次。

主治：自汗、盗汗、解颅等。

临床应用：揉肾顶能收敛元气、固表止汗，对自汗、盗汗等症均有一定的疗效，是止汗要穴。

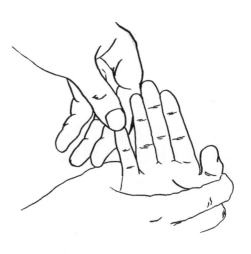

图 4-46　揉肾顶

（九）肾纹

位置：小指掌面远节指间关节横纹处。

操作：以中指或拇指指端按揉，称揉肾纹。

次数：100~500 次。

主治：目赤、鹅口疮、热毒内陷等。

临床应用：揉肾纹能祛风明目、散瘀结，可用于治疗目赤肿痛、热毒内陷、瘀结不散等引起的高热、呼吸气凉、手足逆冷等症。

（十）四横纹

位置：掌侧食、中、环、小指近节指间关节横纹处。

操作：将小儿四指并拢，用拇指从小儿食指横纹推向小指横纹，称推四横纹；用拇指甲分别掐食、中、环、小指近节指间横纹，称掐四横纹。

次数：推 100~300 次，掐 5 次。

主治：腹胀腹痛、消化不良、疳积、咳喘等。

临床应用：推四横纹能调中行气、和气血、消胀满，可用于治疗腹胀腹痛、消化不良、疳积，常与补脾经、揉中脘等合用；掐四横纹能退热除烦、散瘀结，可选用毫针或三棱针点刺四横纹，对于治疗疳积，效果很好。

按：四横纹（四缝）是针灸用穴，属经外奇穴，主治小儿疳积和百日咳。

（十一）小横纹

位置： 手掌面食、中、环、小指掌指关节横纹处。

操作： 将小儿四指并拢，医生用拇指从小儿食指横纹推向小指横纹，称推小横纹；用拇指甲分别掐食、中、环、小指掌指关节横纹，称掐小横纹。

次数： 推 100~300 次，掐 5 次。

主治： 腹胀、口疮、烦躁等。

临床应用： 推、掐小横纹能退热、消胀、散结，可用于治疗脾胃热结、口唇破烂及腹胀等症。推小横纹对治疗肺部干性啰音也有一定疗效。

（十二）掌小横纹

位置： 手掌面，小指根下。

操作： 以中指或拇指指端按揉，称揉掌小横纹。

次数： 100~300 次。

主治： 口舌生疮、流涎、肺炎、百日咳及一切痰壅喘咳等。

临床应用： 揉掌小横纹能清热散结、宽胸宣肺、化痰止咳，可用于治疗喘咳、口舌生疮等症，是治疗百日咳、肺炎的要穴，对治疗肺部湿性啰音疗效显著。

（十三）大横纹

位置： 掌侧腕横纹处。近拇指端称阳池，近小指端称阴池。

操作： 以两拇指自掌侧腕横纹中央（总筋穴）向两旁分推，称分推大横纹，又分腕阴阳；以两拇指自两旁（阳池、阴池）向中央（总筋）合推，称合阴阳。

次数： 30~50 次。

主治： 寒热往来、腹胀、腹泻、呕吐、食积、烦躁不安等。

临床应用： 分腕阴阳能平衡阴阳、调和气血、行滞食消，可用于治疗阴阳不调、气血不和所致的寒热往来、烦躁不安，以及乳食停滞、腹胀、腹泻、呕吐等症，常与摩腹、推脾经等合用。实热证宜重分阴池，虚寒证宜重分阳池，合阴阳能行痰散结，可用于治疗痰结喘嗽、胸闷等症，常与清天河水、揉肾纹等合用。

（十四）总筋

位置： 掌侧腕横纹中点（点状穴）。

操作： 以拇指按揉，称揉总筋；用手指掐，称掐总筋。

次数： 揉 100~300 次，掐 3~5 次。

主治：惊风、抽搐、口舌生疮、夜啼、潮热等。

临床应用：揉总筋能清心经热、散结止痉、通调周身气机，可用于治疗口舌生疮、夜啼、潮热等实热症，常与清心经、清天河水等合用；掐总筋可用于治疗惊风抽搐，常与捣小天心合用。

穴位：总筋，即大陵穴，为成人穴位，属手厥阴心包经，可用于治疗心痛、心悸、癫狂疮疡、胃痛、呕吐、胸胁胀痛、手腕麻痛等。

（十五）胃经

位置：鱼际桡侧赤白肉际处。

操作：由指端向指根方向直推，称补胃经；由指根向指端方向直推，称清胃经。补胃经和清胃经统称为推胃经。

次数：100~500 次

主治：呕恶嗳气、烦渴善饥、食欲不振、吐血衄血等。

临床应用：补胃经能健脾胃、助运化，可用于治疗脾胃虚弱、消化不良、纳呆腹胀等症，常与补脾经、揉中脘、摩腹、按揉足三里等合用。清胃经能清中焦湿热、和胃降逆、泻胃火，除烦止渴，可用于治疗脾胃湿热或胃气不和气引起的上逆呕恶等，常与清脾经、推天柱骨、横纹推向板门等使用；若用于治疗胃肠实热、脘腹胀满、发热烦渴、便秘纳呆等，常与清大肠、退六腑、揉天枢、推下七节骨等合用。

穴位：胃经亦有在拇指掌面近节桡侧之说。

（十六）板门

位置：掌侧鱼际平面。

操作：以拇指按揉，称揉板门（见图 4-47）；用推法自指根推向腕横纹，或从腕横纹推向指根，称推板门。

次数：100~300 次。

主治：食积、腹胀、食欲不振、呕吐、腹泻、嗳气等。

临床应用：揉板门能健脾和胃、消食化滞，可用于治疗乳食停积、食欲不振或腹胀、腹泻等症，常与补脾经、揉中脘、揉脾俞等合用；板门穴推向腕横纹能止泻，腕横纹推向板门能止呕吐；板门还可用于"割治"，治疗小儿疳积。

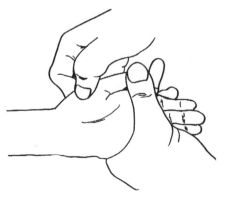

图 4-47　揉板门

（十七）内劳宫

位置：掌心中，屈指时中指、食指之间。

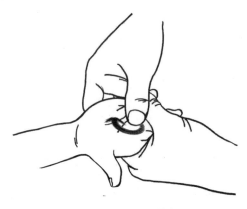

图 4-48　揉内劳宫

操作：以拇指按揉，称揉内劳宫（见图 4-48）；自小指根掐运起，经掌小横纹、小天心至内劳宫，称运内劳宫。

次数：100~300 次。

主治：发热、烦渴、口疮、齿龈糜烂、虚烦内热等。

临床应用：揉内劳宫能清热除烦，可用于治疗心经有热、口舌生疮、发热、烦渴等症，常与清心经、清天河水等合用，运内劳宫能清虚热，最宜治疗心、肾二经虚热。

穴位：劳宫，亦为成人穴位，属手厥阴心包经。

（十八）内八卦

位置：手掌面，以掌心为圆心，以掌心至中指根横纹约 2/3 处为半径所作圆。

操作：用运法，顺时针方向掐运，称顺运内八卦（见图 4-49）；逆时针方向掐运，称逆运内八卦。

次数：100~300 次。

主治：咳嗽痰喘、胸闷纳呆、腹胀呕吐等。

临床应用：运内八卦能宽胸利膈、理气化痰、行滞消食，可用于治疗痰结喘嗽、乳食内伤、胸闷、腹胀、呕吐及纳呆等症，常与推脾经、推肺经、揉中院、按揉足三里等合用。

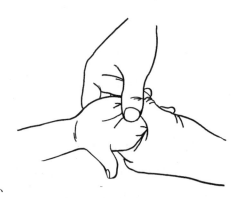

图 4-49　顺运内八卦

（十九）小天心

位置：掌面鱼际与小鱼际交接处凹陷中。

操作：用指揉，称揉小天心；用手指掐，称掐小天心；用中指指端捣，称捣小天心（见图 4-50）。

次数：揉 100~300 次；掐、捣 5~20 次。

主治：惊风、抽搐、烦躁不安、夜啼、小便赤涩、目赤痛、斜视、疹痘欲出不透等。

临床应用： 揉小天心能清热、利尿、明目，可用于治疗心经有热致的目赤肿痛、口舌生疮、惊惕不安或小便短赤等症，常与清心经、清小肠、清天河水等合用；掐、捣小天心能镇惊安神，可用于治疗惊风抽搐、夜啼、惊惕不安等症，常与清肝经、按揉百会、掐人中、掐老龙等合用。

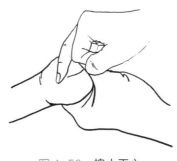

图 4-50　捣小天心

（二十）运水入土、运土入水

位置： 手掌面，大指根至小指根，沿手掌边缘呈一弧线状。

操作： 自拇指根沿手掌边缘，经小天心推运至小指根，称运土入水；反之，自小指根沿手掌边缘，经小天心推运至拇指根，称运水入土。

次数： 100~300 次。

主治： 小便赤涩、腹胀、腹泻、食欲不振、便秘等。

临床应用： 运土入水能清脾胃湿热，利尿止泻，可用于治疗因湿热内蕴而致的小腹胀满、小便赤涩、泄泻痢疾等症，常与退六腑合用；运水入土能健脾助运、润燥通便，可用于治疗因脾胃虚弱而致的完谷不化、腹泻痢疾、疳积、便秘等症，常与推三关合用。

（二十一）十宣

位置： 十指指尖，指甲下赤白肉际处。

操作： 用掐法，称掐十宣。

次数： 各掐 5 次或醒后即止。

主治： 高热、昏厥、惊风等。

临床应用： 掐十宣主要用于急救，有清热、开窍、醒神的作用，常与掐老龙、掐人中、掐小天心等合用。

穴位： 十宣（十王），亦为成人穴位，属经外奇穴。

（二十二）老龙

位置： 中指甲后约 3 毫米处。

操作：用掐法，称掐老龙。

次数：掐 5 次或醒后即止。

主治：急惊风。

临床应用：掐老龙主要用于急救，有醒神开窍的作用。掐时患者知痛有声者，则较易治，不知痛而无声者，一般难治。

（二十三）端正

位置：中指甲根两侧赤白肉际处，桡侧称左端正，尺侧称右端正。

操作：用拇指掐，称掐端正；用拇指揉，称揉端正。

次数：掐 5 次；揉 50 次。

主治：鼻衄、惊风、呕吐、泄泻、痢疾等。

临床应用：掐端正常用于治疗小儿惊风，常与掐老龙、清肝经等配合使用。揉左端正能升提，常用于治疗水泻、痢疾等症；揉右端正能降逆止呕，常用于治疗胃气上逆引起的恶心呕吐等症。

（二十四）五指节

位置：掌背五指近心端指间关节处。

操作：用拇指掐，称掐五指节；用指端揉，称揉五指节。

次数：掐 5 次，揉 50 次。

主治：惊风、吐涎、惊惕不安、咳嗽风痰等。

临床应用：掐、揉五指节能安镇惊、祛风痰、通关窍。掐五指节可用于治疗惊惕不安、惊风等症，常与清肝经、掐老龙等合用；揉五指节可用于治疗胸闷、痰喘、咳嗽等症，常与运内八卦、推揉膻中等合用。

按：五指节，在成人大指处为大骨空，属经外奇穴，可用于治疗目痛、目翳、吐泻、衄血等；在成人中指处为中魁，属经外奇穴，可用于治疗牙痛、鼻出血、噎膈、反胃、呕吐等；在成人小指处为小骨空，属经外奇穴，可用于治疗目赤肿痛、目翳、咽喉肿痛等。

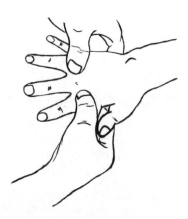

图 4-51　掐二扇门

（二十五）二扇门

位置：手背部中指掌指关节两侧凹陷处。

操作：用食、中二指按揉，称揉二扇门；用拇指掐，称掐二扇门（见图 4-51）。

次数：揉 100~300 次，掐 3~5 次。

主治：身热无汗等。

临床应用：揉、掐二扇门能发汗透表、退热平喘，是发汗效穴，用于治疗外感风寒，揉的时候速度要快，力气要重。若用于平素体虚外感者，可先揉肾顶、补脾经、补肾经，然后再揉掐二扇门，使之发汗。

（二十六）上马

位置：手背部无名指与小指掌指关节之间。

操作：用拇指揉，称揉上马（见图4-52）；用拇指掐，称掐上马。

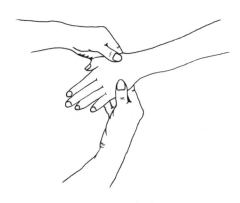

图4-52 揉上马

次数：揉100~500次，掐3~5次。

主治：虚热喘咳、小便赤涩淋沥等。

临床应用：本穴能滋阴补肾、顺气散结、利水通淋，是滋阴补肾的要法，多用揉法，可用于治疗阴虚阳亢、潮热烦躁、牙痛、小便赤涩淋沥等症，常与补肾经等手法合用。另外，对肺部感染且有干性啰音久不消失者可以起到缓解作用。

（二十七）外劳宫

位置：手背部，与内劳宫穴相对。

操作：用指端揉，称揉外劳宫（见图4-53）；用手指掐，称掐外劳宫。

次数：揉100~300次；掐5次。

主治：风寒感冒、腹痛腹泻、脱肛、遗尿等。

临床应用：本穴性温，为温阳散寒、升阳举陷佳穴，兼能发汗解表。揉外劳宫可用于治疗一切寒证，如外感风寒、鼻塞流涕和脏腑积寒、完谷不化、肠鸣腹泻、寒痢胀痛、疝

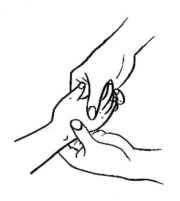

图4-53 揉外劳宫

气等。本穴还能升阳举陷，可用于治疗脱肛、遗尿等症，常与补脾经、补肾经、推三关、揉丹田等合用。

穴位： 外劳宫，为成人穴位，属经外奇穴。

（二十八）威灵

位置： 手背部第二、三掌骨歧缝间。

操作： 用手指掐，称掐威灵。

次数： 掐 5 次或醒后即止。

主治： 惊风、昏迷等。

临床应用： 掐威灵能开窍醒神，可用于治疗急惊、昏迷不醒等症。

（二十九）精宁

位置： 手背部第四与第五掌骨歧缝间。

操作： 用指甲掐，称掐精宁。

次数： 掐 5~10 次。

主治： 痰喘气急、干呕、疳积等。

临床应用： 掐精宁能行气、破结、化痰，可用于治疗痰食积聚、痰喘气急、干呕、疳积等症。体质虚弱者慎用本法，如需用时，可与补脾经、推三关、捏脊等合用。本穴也能醒神开窍，可用于治疗急惊昏厥，常与掐威灵合用。

（三十）外八卦

位置： 手背部外劳宫周围，与内八卦相对。

操作： 以拇指推运，称运外八卦。

次数： 100~300 次。

主治： 胸闷、腹胀、便结等。

临床应用： 运外八卦能宽胸理气、通滞散结，可用于治疗胸闷、腹胀、便结等症，常与摩腹、推揉膻中等合用。

（三十一）一窝风

位置： 手背腕横纹正中凹陷处。

操作： 用拇指指端揉，称揉一窝风。

次数： 100~300 次。

主治： 胀痛、肠鸣、关节痹痛、伤风感冒等。

临床应用： 揉一窝风能温中行气、止痹痛、利关节，可用于治疗因受寒、食积等引起的腹痛等症，常与拿肚角、推三关、揉中脘等合用。另外，本穴也能发散风寒、宣通表里，对寒滞经络引起的痹痛或感冒风寒等症也有效。

（三十二）膊阳池

位置：在前臂背面，腕背横纹中点上 3 寸处。

操作：用拇指指端揉，称揉膊阳池；用拇指指甲掐，称掐膊阳池。

次数：揉 100~300 次；掐 5 次。

主治：头痛、便秘、尿赤等。

临床应用：揉、掐膊阳池能止头痛、通大便、利小便，可用于治疗感冒头痛、小便短少赤涩等症，常与其他解表利尿手法合用。本穴对大便秘结疗效较好，但对大便滑泻者要慎用此法。

按：膊阳池，相当于成人支沟穴，属手少阳三焦经。

（三十三）三关

位置：前臂桡侧缘，从手腕阳池至肘部曲池成一直线。

操作：拇指桡侧面或食指与中指指面自腕推向肘，称推三关，或称推上三关；屈患儿拇指，自拇指桡侧推向肘，称推三关（见图 4-54）。

次数：100~300 次。

主治：气血虚弱、病后体弱、阳虚肢冷、腹痛、腹泻、疹出不透及感冒风寒等一切虚寒病症。

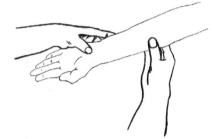

图 4-54　推三关

临床应用：推三关性温热，能益气行血、温阳散寒、发汗解表，主治一切虚寒病症，对非虚寒病症者慎用。可用于治疗气血虚弱、命门火衰、下元虚冷、阳气不足引起的四肢厥冷、面色无华、食欲不振、疳积、吐泻等症，常与补脾经、补肾经、揉丹田、摩腹、捏脊等合用；亦可用于治疗感冒风寒、怕冷无汗和疹出不透等症，常与清肺经、掐揉二扇门等合用。

（三十四）六腑

位置：前臂尺侧，从肘部少海至手腕阴池成一直线。

操作：用二指自肘推向腕部，称推六腑（见图 4-55）或退六腑，或退下六腑。

次数：100~300 次。

主治：一切实热病症，如高热、烦渴、惊风、咽痛、木舌、腮腺炎和大便秘结等。

临床应用：退六腑性寒凉，能清热、凉血、解毒，可用于治疗一切实热病症，对温病邪入营血、脏腑郁热积滞、壮热烦渴及肿毒等症皆有疗效，常与清肺经、清心经、清肝经、推脊等合用。本法与推三关为大凉大热之法，可单用，亦可合用。若患儿气虚体弱，畏寒怕冷，可单用推三关，如高热烦渴，可单用退六腑。两穴合用能平衡阴阳，防止大凉大热、损伤正气。如寒热夹杂，以热为主，则可以将退六腑与推三关按照 3 ：1 的次数比例进行治疗；若以寒为重，则可以将推三关与退六腑按照 3 ：1 的次数比例进行治疗。

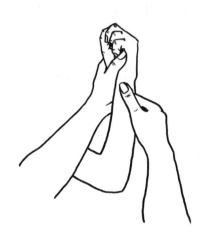

图 4-55　推六腑

（三十五）天河水

位置： 前臂掌面正中，从腕部总筋至肘部洪池（曲泽）成一直线。

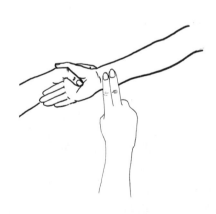

图 4-56　清天河水

操作： 以食、中二指指腹自腕推向肘部，称推天河水，或称清天河水（见图 4-56）；用食、中二指沾水自总筋处一起一落弹打如弹琴状，直至洪池，同时一面用口吹气随之，称打马过天河。

次数： 100~300 次。

主治： 外感发热、潮热，内热、烦躁不安等一切热证。

临床应用： 清天河水能清热解表、泻火除烦，可用于治疗一切热证，若用于治疗外感发热，常与清肺经、推攒竹、推坎宫、揉太阳等合用；若用于治疗五心烦热、口燥咽干、唇舌生疮等内热，可与清心经、清肝经、揉涌泉等合用。打马过天河清热之力大于清天河水，多用于治疗实热、高热等症。

五、下肢部穴位

（一）箕门

位置：大腿内侧，自膝盖内上角至腹股沟中点成一直线。

操作：以食、中二指自膝盖内上角向腹股沟部做直推，称推箕门。

次数：100~300 次。

主治：小便赤涩不利、尿闭、水泻等。

临床应用：箕门穴性平和，有较好的利尿作用，可用于治疗尿潴留，常与揉丹田、按揉三阴交等合用；用于治疗小便赤涩不利，常与清小肠合用。

（二）百虫

位置：膝上内侧肌肉丰厚处（点状穴位）。

操作：按百虫穴，称按百虫（见图 4-57）。

次数：5~10 次。

主治：四肢抽搐、下肢痿癖。

临床应用：按、拿百虫能通经络、止抽搐，可用于治疗下肢痹痛和瘫痪等症，常与拿委中、按揉足三里、揉解溪等合用，若用于治疗惊风、抽搐，手法宜稍重。

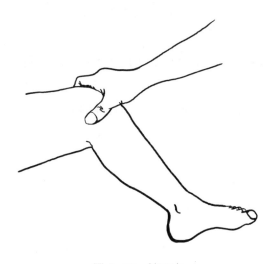

图 4-57　按百虫

（三）足三里

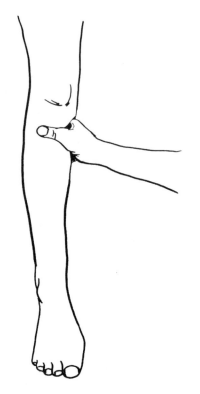

图 4-58　按揉足三里

位置： 膝关节外膝眼下 3 寸，胫骨前嵴外一横指。

操作： 用拇指指端按揉，称按揉足三里（见图 4-58）。

次数： 50~100 次。

主治： 腹胀、腹痛、泄泻呕吐、下肢痿痹等症。

临床应用： 本穴能健脾和胃、调中理气、导滞通络，是治疗消化系统疾病的主穴，用于治疗腹胀、腹痛，常与摩腹、揉脾俞等合用，用于治疗呕吐，常与推天柱骨、分腹阴阳等合用；用于治疗脾虚腹泻，常与推上七节骨、补大肠等合用；亦与捏脊、摩腹合用，作为婴幼儿保健常规手法；用于治疗下肢痿痹证，局部可辅成人手法。

穴位： 足三里为成人穴位，属足阳明胃经，为胃经的合穴（五腧穴之一）和胃腑下合穴。

（四）丰隆

位置： 小腿外侧，外踝尖上 8 寸，胫骨前缘外侧 1 寸 5 分处，胫腓骨之间。

操作： 用拇指或中指端揉，称揉丰隆。

次数： 50~100 次。

主治： 咳嗽、痰鸣、气喘。

临床应用： 揉丰隆能和胃气，化痰湿，可用于治疗痰涎壅盛、咳嗽、气喘等症，常与揉膻中、揉肺俞、运内八卦等合用。

穴位： 丰隆为成人穴位，属足阳明胃经，为胃经的络穴。

（五）三阴交

位置： 小腿内侧，内踝尖上 3 寸处，胫骨后缘。

操作： 用拇指或食指揉，称按揉三阴交（见图 4-59）。

次数： 100~300 次。

主治： 遗尿、癃闭、小便频数、涩痛不利、下肢痹痛等。

临床应用： 按揉三阴交能通血脉、活经络、疏下焦、利湿热、通调水道，亦能健脾胃、助运化等，是治疗泌尿系统疾病的主穴。可用于治疗遗尿、尿闭、小便不利，常与揉丹田、推箕门、推肾经等合用，亦可用于治疗下肢痹痛。

穴位：三阴交为成人穴位，属足太阴脾经。因足太阴脾经、足少阴肾经、足厥阴肝经在此交会，故名三阴交。

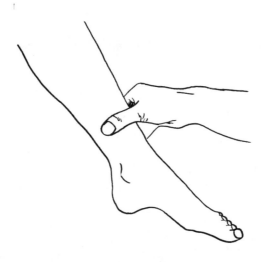

图4-59 按揉三阴交

（六）委中

位置： 膝后，腘窝中央，两大筋之间。

操作： 以食指指端提拿钩拔腘窝中筋腱，称拿委中（见图4-60）。

次数： 5次。

主治： 惊风抽搐、下肢痿软。

临床应用： 拿委中，可用于治疗惊风抽搐，常与按百虫、掐老龙等合用；用于治疗下肢痿软，常与按揉足三里、按揉股四头肌和胫前肌等合用。

穴位： 委中为成人穴位，属足太阳膀胱经，为膀胱经的合穴（五腧穴之一）和膀胱的下合穴。

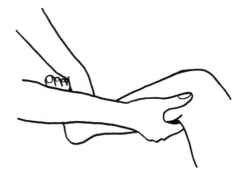

图4-60 拿委中

（七）承山

位置： 小腿后方，腓肠肌肌腹下陷中。

操作： 用拿法，称拿承山。

次数： 5次。

主治： 腿痛转筋、下肢痿软。

临床应用： 拿承山能止抽搐、通经络，可用于治疗腓肠肌痉挛、下肢痿软等病症，常与拿委中、按揉足三里等合用。

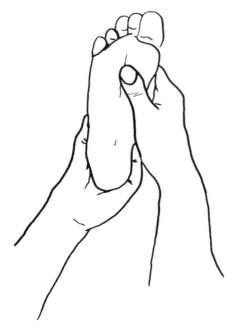

图 4-61　揉涌泉

穴位：承山为成人穴位，属足太阳膀胱经。

（八）涌泉

位置：足底部，屈趾时，在足底前、中三分之一的凹陷中。

操作：用拇指从涌泉穴向足趾方向直推，称推涌泉；用拇指揉，称揉涌泉（见图 4-61）。

次数：50~100 次。

主治：发热、五心烦热、呕吐、腹泻。

临床应用：推涌泉能引火归元、退虚热，可用于治疗五心烦热、烦躁不安等症，常与揉上马、运内劳宫等合用，与推脊、退下六腑、清天河水等穴合用，亦能退实热；揉涌泉能治吐泻，左揉止吐，右揉止泻。

穴位：涌泉为成人穴位，属足少阴肾经，为肾经的井穴（五腧穴之一）。

🔍 本章小结

本章主要讲述了婴幼儿推拿常用手法的操作要领和应用，以及婴幼儿身体各部位的常用穴位的定位、操作和应用。手法准确到位才能产生好的疗效，所以要加强此部分基础知识的记忆和练习。

💡 基础知识巩固

一、选择题

1.操作为单向直线的手法为（　　　　）。

　　A.擦法　　　　　　　　B.推法　　　　　　　　C.运法　　　　　　　　D.摩法

2.肚脐旁开 2 寸处，再下 2 寸处的穴位是（　　　　）。

　　A.神阙　　　　　　　　B.天枢　　　　　　　　C.肚角　　　　　　　　D.关元

3.敛汗止汗的要穴是（　　　　）。

　　A.肾俞　　　　　　　　B.风池　　　　　　　　C.二扇门　　　　　　　D.肾顶

4. 位于无名指螺纹面的穴位是（　　　）。

A. 肺经　　　　　　B. 肝经　　　　　　C. 心经　　　　　　D. 脾经

5. 捏而提起谓之（　　　）。

A. 揉　　　　　　　B. 捏　　　　　　　C. 运　　　　　　　D. 拿

二、填空题

1. 摩法和揉法的区别是_____。

2. 位于前臂掌面正中的线性穴位是_____。

三、论述题

试述小儿特定穴的特点。

📋 典型案例分析

案例：梁某，2 岁，1 天前受寒出现流清涕的症状，但无咳嗽发热等其他症状。老师说外感风寒易从肺俞风门入侵，于是让同学们选择应在该部位采用什么手法。同学 A 选取了揉法，老师及时纠正了该同学。

分析：揉法是要带动皮下组织的手法，用力较大，而患儿的症状是风寒外邪在表的表现，如果此时用揉法势必会使外邪入里，反而会加重病情。此时我们应该选择手法较轻，力度轻扬的摩法操作，让外邪自表而走。

注意：应该根据病情选择合适的手法操作，才能有的放矢、对症施治。

✏️ 实训操作练习

1. 在特定的小儿模具上练习手法操作和点穴。

2. 两人一组，相互在人体相应部位练习手法。

3. 在小儿模具的相应部位和穴位上练习操作手法。

第五章 婴幼儿日常保健按摩

学海导航

（1）掌握促进婴幼儿消化的日常保健按摩手法。

（2）掌握改善婴幼儿睡眠的日常保健按摩手法。

（3）掌握保护婴幼儿视力的日常保健按摩手法。

（4）掌握提高婴幼儿免疫力的日常保健按摩手法。

结构导图

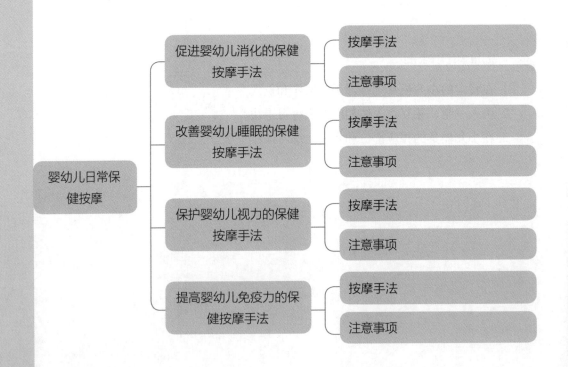

小米，男，两岁一个月，满七月龄后，几乎每个月都会感冒一次，每次的症状轻重不一，夜间还会被鼻塞影响睡眠，白天精神较差、爱哭闹、胃口较差，身高和体重较同月龄的孩子略低。

问题 • **中医是怎么认识小米这种情况的呢？是否可以用按摩来改善小米的情况呢？**

分析 • 反复呼吸道感染是儿科常见病，发病率达20%。反复呼吸道感染形成的因素较为复杂，多由于先天性因素引起，机体免疫功能低下，微量元素和维生素缺乏，喂养方式不当以及遗传、护理、居住环境等因素也可引发疾病。幼儿免疫功能弱，易患呼吸道疾病。此外，长期偏食、挑食，以及耐寒力差的婴幼儿也易患呼吸道感染，大气污染对呼吸道也有不好的影响。目前，西医对本病多采用抗感染及免疫增强剂治疗，中医认为"正气存内，邪不可干"，反复呼吸道感染主要原因是正气不足，人体免疫力下降。婴幼儿按摩属于外治法，通过体察病症，用按摩手法调整脏腑功能，使阴阳调和中正、正气充足，达到祛除邪气的目的，具有痛苦少的优点。具体方法我们将在本章的内容里学习。

第一节 | 促进婴幼儿消化的保健按摩手法

人体在整个生命活动过程中，必须从外界获取大量营养物质作为生命活动的物质基础，以供生长发育、组织更新及保持恒定的体温等需要。人体在新陈代谢的过程中所需的各种营养物质和能量都是由食物提供的。食物经过消化后，变成小分子营养物质，然后通过消化道黏膜被吸收到血液或淋巴管内，以供生命活动需要。不能被消化吸收的食物残渣，在大肠中形成粪便，由肛门排出体外。

中医认为，"脾胃是后天之本"。很多健康问题都跟脾胃有关。婴幼儿生长发育迅速，食欲旺盛，但是脾胃还未发育完善。"脾常不足"是婴幼儿的生理特点，再加上一些不健康的生活及饮食方式等，很容易造成婴幼儿脾胃虚弱，出现消化不良，表现为腹胀、腹痛、打嗝、食欲不振。除此之外，可能还会出现呕吐、腹泻等症状。长期消化不良，会导致婴幼儿营养不良、生长发育迟缓、机能免疫力下降，因此要格外重视婴幼儿消化系统的保健。

坚持帮宝宝进行推拿按摩，可以起到疏通经络、调整脏腑、促进消化、强身健体的作用，增强其对疾病的抵抗能力。

一、按摩手法

（一）按揉或推四横纹

作用：调中行气，和气血，除胀满。

操作手法：操作者左手握住婴幼儿的手指，用右手食指或中指指端分别按揉四横纹穴，约 2~3 分钟；也可推四横纹穴，将婴幼儿四指并拢，操作者用右手拇指自小儿的食指横纹处推向小指横纹处，按揉 50~100 次，持续 2~3 分钟。

（二）按揉或推板门

作用：止泻止呕，调整脾胃。

操作手法：顺、逆时针皆可，也可使用推法，由拇指指根推向腕横纹可止泻，由腕横纹推向拇指指根能止呕，来回推可调整脾胃功能，做 50~100 次。

（三）推脾经

作用：健脾和胃。

操作手法：操作者左手中指或无名指夹住小儿左手四指，再用拇指与中指捏住小儿拇指，操作者用右手拇指蘸介质后，直推小儿脾经穴，从拇指指尖推向拇指根推，单方向直推，不宜来回推，推 50~100 次。

（四）运内八卦

作用：健脾和胃。

操作手法：操作者左手握住婴幼儿的手指，用右手拇指蘸介质，按摩婴幼儿掌心内八卦，按揉时，顺、逆时针皆可，按揉 50~100 次。

（五）摩腹

作用：调脾和胃。

操作手法：婴幼儿采取平卧位，操作者用右手四指或手掌在小儿腹部以脐为中心做圆周运动。顺大肠方向为泻，适宜大便偏干者；逆大肠方向为补，适宜大便偏稀者，一般多选择顺、逆各半。操作时，手法不宜过重，力度应适宜；操作者的手不宜过凉，应温暖。按摩 50~100 次为宜。

（六）揉涌泉穴

作用：止吐泻，调和脾胃。

操作手法：操作者用中指、食指或拇指指端揉该穴，按揉时，顺、逆时针皆可，按揉 50~100 次。

（七）捏脊

作用：增强督脉及相应脏腑的功能。

操作手法：让宝宝俯卧于床上，背部保持平直、放松，站在宝宝后方，两手的中指、无名指和小指半握拳，食指半屈，用双手食指中节靠紧拇指的侧面，抵在孩子的尾骨处；大拇指与食指相对，向上捏起皮肤，同时向上捻动。两手交替，沿脊柱两侧自长强穴（肛门后上 1~1.5 寸处）向上边推边捏边放，一直推到大椎穴（颈后平肩的骨突部位），算作捏脊一遍。可"捏三提一"（即捏三下，轻轻提一下），可在睡前进行，每日一次，每次 3~9 遍。

上述方法可使胃肠蠕动增多，促进消化吸收，增强体质，提高抗病能力，促进生长发育。

二、注意事项

按摩的手法应力度适宜，不要让婴幼儿感到不适。

推拿按摩时，应注意室内温度，防止婴幼儿着凉。如室温过低，可以暂时以手部穴位按摩为主。

每天推拿按摩 5~10 分钟即可，如果能坚持三个月以上，效果较好。

本套手法不宜在饭前空腹或饭后立即进行。

以上手法可根据婴幼儿的具体情况进行调整。

📖 阅读卡片

婴幼儿脾胃养护

一、婴幼儿脾胃受损的常见原因

（一）饮食不节

有些家长缺乏育儿保健知识，饮食不科学、不规律，影响孩子胃肠正常消化，以致食欲下降。有些家长由于对孩子溺爱，对孩子的各种要求百依百顺，养成孩子放纵任性的性格，无节制地吃零食、喝冷饮、吃瓜果等，使孩子从小养成不良的进食习惯，导致孩子脾胃不和、脾失健运，出现积滞、呕吐、泄泻、厌食等症，影响孩子的身体健康。也有家长认为孩子吃得越多越壮，致使孩子营养过剩，造成脂肪细胞数量增多和脂肪细胞个体肥大，使多余的脂肪堆积在身体各部位，再加上活动较少，使孩子患上肥胖症，孩子肥胖而非健壮，反是百病之源。

（二）饮食不洁

吃不洁或有毒的食物，会伤及气血、脏腑，扰乱气机升降，引起吐泻、腹痛、痢疾，甚至昏迷等中毒现象。

（三）精神因素

情志失调是脾胃疾病发生的重要因素，中医早就有"思伤脾""怒则气逆，甚则呕血飧泄"等记载。现代医学研究证明，持续强烈的精神紧张可使大脑皮层功能失调，下丘脑在失去大脑皮质正常调节时，会通过植物神经和肾上腺皮质引起迷走神经兴奋、平滑肌痉挛，使胃肠功能失调。婴幼儿脾胃失常，除饮食因素外，还与患儿的精神状态有关。例如，婴幼儿刚刚入学容易发生分离焦虑，或者家长、老师在幼儿进食时训斥孩子，常常使幼儿胃纳呆滞、食欲不振的症状。

二、脾胃功能养护的关键

（一）饮食调护

1.饮食要适量。《素问》早就告诫我们："饮食自倍，肠胃乃伤""过则伤其正也"。《针灸大成·初生调护》中说："忍三分寒，吃七分饱。"现代医学认为，如无特殊情况，应尽可能让婴幼儿母乳喂养。

2.注意婴幼儿忌慎。婴幼儿啼哭未定、乳母发怒、乳母酒醉及乳母患病时不宜喂奶。因为啼哭会让婴幼儿气逆，气逆不顺乳后易造成呕吐。母怒以乳儿，令易惊，发气疝，又令上气癫狂。乳母醉后乳儿，乳汁杂以酒气，乳后令儿身热，恍惚多惊；母病之后易传染婴幼儿；乳食相杂，难以克化，伤其脾胃。

（二）饮食卫生

饮食不洁会引起多种胃肠疾病或食物中毒。现代医学研究证实，无论成人还是儿童，胃病的发生与幽门螺旋杆菌感染密切相关，而这种细菌正是通过粪口、口口传播而侵入人体的。因此，要保证食物清洁卫生，要注意食具的消毒。

（三）精神调护

为幼儿创设良好的饮食环境，包括创设物理环境和精神环境。幼儿保持愉快的情绪安静进餐，有利于食欲的提高和消化吸收。

（四）培养良好的饮食习惯

1.饭前洗手，饭后漱口，保持口腔卫生，预防病从口入。

2.进餐时细嚼慢咽，有利于促进机体对营养物质的消化和吸收，同时可预防消化不良等疾病。

3.进餐时禁止说笑打闹，以免食物进入呼吸道，造成意外。

4.进餐定时定量，少吃零食，不挑食，以保证进餐时有食欲和摄取全面的营养。

5.注意让孩子不偏食、不吃过多生冷、肥腻、甘甜之品，有利于小儿的脾胃保护和身体健康。脾胃虚弱的孩子不要喂太多，能吃多少算多少，孩子不吃时不要追着喂，更不能强迫喂食，避免伤食。

（五）饭前饭后禁止剧烈运动

剧烈运动会使大量血液涌向肌肉，导致消化系统供血不足，消化液分泌减少，进食后不利于营养物质的消化和吸收，久之会出现胃肠功能衰退，引起消化不良。另外，饭后剧烈运动还可能引起胃下垂和肠扭转等疾病，严重影响机体健康。

（六）培养学前儿童定时排便的习惯

定时排便，适当运动，多吃蔬菜水果等含粗纤维较多的食物，适量饮水等方法可以促进肠道蠕动，预防便秘。

第二节 改善婴幼儿睡眠的保健按摩手法

睡眠是婴幼儿早期发育中大脑的基本活动，也是反映神经系统功能从不成熟到成熟演变的指标，越小的婴儿需要的睡眠时间就越长。睡眠不好会直接影响婴幼儿体格和智力的发育，使婴幼儿出现行为异常的现象。美国最著名的儿童睡眠和发展研究专家，具有35年儿科临床经验的马克·维斯布朗博士在他的著作《婴幼儿睡眠圣经》里提道："对于婴幼儿来说，如果长期缺乏睡眠，会影响他们认知能力的发展。良好的睡眠习惯对于孩子大脑的发育很重要，孩子在童年缺乏睡眠的恶果不会立刻呈现，可能要在成年之后才会呈现出来。"睡眠问题会导致孩子反应不够灵敏、难以集中注意力、很容易分神，也会造成孩子易冲动、多动或者懒惰。如果孩子能够有充足的睡眠，就会保持良好的状态，顺利完成学习任务。

因此帮助婴幼儿养成良好的睡眠对其健康、生长发育和未来发展都有着重要意义。坚持婴幼儿推拿按摩可以改善婴幼儿的睡眠质量。睡眠不好常见的原因有佝偻病、睡前过度兴奋、身体不适、运动不足等。

一、按摩手法

（一）开天门

位置：天门穴的位置在两个眉头中间，向上到前发迹成一条直线。

作用：开窍醒脑和镇惊安神。

操作手法：两个拇指交替由下至上直推。

（二）点印堂

位置：印堂穴位于两眉头连线的中点。

作用：明目通鼻、宁心安神。

操作手法：用拇指或中指在印堂处轻点30次左右。

（三）揉神门

位置：位于腕部，腕掌侧横纹尺侧端，尺侧腕屈肌腱的桡侧凹陷，尺动脉搏动处。

作用：安神镇惊。

操作手法：用拇指按揉神门50次。

（四）捣小天心

位置：手掌面大小鱼际交界处。

作用：清热、镇惊、利尿、明目。

操作手法：用中指尖或者是屈曲的指间关节轻捣 100 次左右。

（五）清心经

位置：中指末端（螺纹面）。

作用：清热泻火，养心安神。

操作手法：离心推是泻，称作清心经，推 100~200 次。

（六）清肝经

位置：食指指末节（螺纹面）。

作用：平肝泻火、熄风镇惊和解郁除烦。

操作手法：用拇指离心推直推，称作清肝经，推 100~200 次。

（七）揉百会

位置：百会穴位于头顶正中线与两耳尖连线的交叉凹陷处。

作用：镇静安神。

操作手法：将右手食指和中指置于百会上，先以顺时针方向揉按 50 次，再以逆时针方向揉按 50 次；也可用手掌按摩头顶中央的百会穴，每次按顺时针方向和逆时针方向各按摩 50 次。

（八）补脾经

位置：拇指桡侧指端到指根。

作用：健脾胃，补气血。

操作手法：蘸取介质后操作者以拇指向心的方向轻推。

（九）运内八卦

位置：内八卦的位置是手掌面以掌心内劳宫为圆心，内劳宫到中指根中外 1/3 交界处为半径所作圆周上的八个点。从小鱼际起按顺时针排列依次为乾、坎、艮、震、巽、离、坤、兑。

作用：宽胸利膈、理气化痰、行滞消食。

操作手法：操作者用拇指端运，称运内八卦；按乾、坎、艮、震依次推运一周，称顺运内八卦；反之，称逆运内八卦。顺运治寒，开胸膈，和五脏；逆运治热，降胃气，消宿食。如无明显寒热，可顺运内八卦、逆运内八卦各 100~150 次。

（十）捏脊或抚脊

位置： 脊在后正中线上，自第一胸椎至尾椎端成一直线。

作用： 调阴阳，和脏腑，理气血，通经络。

操作手法： 捏脊手法同前，此处不再赘述。抚脊是用五指并拢或用整个手的掌面在脊上自上而下地抚摸，抚脊是一种安抚动作，能够在心理上给婴幼儿一种安全感，所以在平时可以多做抚脊，既能助眠，又能促进感情交流。捏脊 3~9 次或抚脊 30 次。

二、注意事项

本套手法适宜每天晚上在婴幼儿洗漱完毕后、睡前半小时左右进行，如条件不便也可避开过饱、过饥和剧烈运动后在其他时间进行。

按摩的手法应力度适宜，不要让婴幼儿感到紧张和不适。

推拿按摩时，应注意室内温度适宜，防止婴幼儿着凉。如室温过低，可以暂时以手部穴位按摩为主，脊部操作改为不用暴露皮肤的抚脊。

按摩时注意与婴幼儿的情感交流，创造安静温馨的睡眠环境，睡前不要进行过于兴奋的活动，不要开灯睡觉。

以上手法可根据宝宝具体的情况和时间进行调整，不必拘泥。

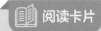
阅读卡片

睡眠的重要性

睡眠是人类非常重要的生理活动，婴儿睡眠的重要性当然更加不可忽视。婴幼儿睡眠质量直接关系到其生长发育和认知能力的发展。

睡眠是大脑皮层的生理保护性机制，其最主要的功能是恢复精神及体力。

对婴幼儿而言，睡眠还有另一重要功能——生长。因为只有熟睡之后，体内才能分泌较多的生长激素，而生长激素是促进婴儿生长的最重要的激素。

脑细胞的发育和完善几乎都在睡眠中进行，良好的睡眠有利于脑细胞发育，对促进婴儿智能发育十分重要。因此，要保证孩子每天的睡眠充足。

睡眠质量对孩子的身高有着重要影响。民间有"小孩儿长个在夜间"的说法，是有科学道理的。医学研究表明，对处于生长发育时期的儿童来讲，身体发育状况的好坏，与睡眠质量的好坏有密切关系。促进生长发育作用的生长激素70%~80%是在睡眠中分泌的。只有在深度睡眠的状态，才能分泌出大量生长素，这个时间段一般是在每天晚上9：00到凌晨1：00，以及凌晨5：00到7：00，这两个阶段要让宝宝的睡眠质量得到有效保障。如果睡眠不足就会影响生长激素的分泌量，造成身材偏矮。

表5-1 不同月龄宝宝所需的睡眠时间

月龄	睡眠总量（小时）	白天睡眠（小时）	夜晚睡眠（小时）	小睡次数（次）
新生儿	18 ~ 20	9 ~ 10	9 ~ 10	无规律
1 月	16 ~ 18	8 ~ 9	8 ~ 9	无规律
3 月	15 ~ 17	5 ~ 7	9 ~ 10	3 ~ 4
6 月	14 ~ 16	4 ~ 5	10 ~ 11	2 ~ 3
9 月	13 ~ 15	3 ~ 4	10 ~ 11	2
12 月	13 ~ 14	2 ~ 3	11 ~ 11.5	2
18 月	12 ~ 14	2 ~ 2.5	10 ~ 11.5	1 ~ 2
24 月	12 ~ 13	2	10 ~ 11	1
36 月	11 ~ 13	1 ~ 2	10 ~ 11	1

表5-1为不同月龄宝宝所需的睡眠时间，但只是大多数孩子所需的大概睡眠时间。通常月龄越小，所需睡眠越多，但是每个孩子都有自己的特性，睡眠时间和睡眠习惯也会有所差异，如果孩子睡眠情况与表中数据略有差异，只要宝宝精神好，生长发育正常即可，不必过于拘泥。

睡眠是否充足要从以下几个方面来判定。

看第二天孩子的精神状态，能不能愉快地活动和玩耍，双眼是否有神。如果孩子的精神状态好、玩得好、眼有神，说明睡眠充足。

看孩子的生长发育情况。长期睡眠不足一定会影响生长发育，身高会比正常标准低或比以前生长速度慢。

长期睡眠不足的孩子免疫功能会降低，爱生病。

除了睡眠的时间以外，睡眠的质量也很重要。有的孩子虽然睡的时间不短，但夜间常有惊醒、翻来覆去、哭闹等情况，这也会使睡眠的作用大打折扣。遇到这种情况要查明原因，对症处理，保障孩子的睡眠质量。

第三节 保护婴幼儿视力的保健按摩手法

随着现代生活方式的改变，大多数婴幼儿普遍存在户外活动过少和接触大量电子产品的情况，幼儿群体近视的比率比以往高。

造成近视的原因除了遗传外，还与用眼习惯不良或用眼过度有关。很多生活中的小细节可能是导致孩子眼部疾病的重要原因，像经常用手揉眼睛、戴成人眼镜、看书姿势不正确、看电视时离电视距离太近等，会对视力造成不良影响。

运用适宜的按摩手法，可以起到通经络、活气血，放松肌纤维、消除眼疲劳和使眼部气血通畅的作用。另外，中医认为，肝主目，眼睛的问题与五脏的功能是否正常有关，肝气条达、经络通畅，眼睛的调节肌群不易疲劳，视力易恢复正常。所以，可以循经按压肝经、肾经，敲胆经，开膀胱经，以起到保护视力、预防近视的作用。

一、按摩手法

（一）分推眼部上方穴位

位置： 从印堂起沿眉向两侧循行至太阳穴。

作用： 通经络、活气血，放松眼球周围的肌纤维，消除眼疲劳。

操作手法： 仰卧，用两手拇指从印堂开始沿眉向两侧分推至太阳穴处，并在太阳穴稍用力点按，反复操作 1~3 分钟。

（二）轻抹眼部下方穴位

位置： 内眼角经下眼眶至太阳穴。

作用： 通经络、活气血，放松眼球周围的肌纤维，消除眼疲劳。

操作手法： 仰卧，用两手拇指从内眼角经下眼眶轻抹至太阳穴反复操作 10~20 次。

（三）按揉眼部睛明、攒竹、鱼腰、丝竹空、瞳子髎、球后、承泣、四白八个穴位

位置： 睛明穴位于眼部内侧，正坐位或仰卧位取穴，内眼角上方凹陷处。

攒竹穴在面部，正坐位或仰卧位取穴，当眉头陷中，眶上切迹处。

鱼腰穴位于额部，正坐位或仰卧位取穴，瞳孔直上，眉毛中取穴。

丝竹空在眉梢凹陷处，正坐位或仰卧位取穴。

瞳子髎位于面部，正坐位或仰卧位取穴，目外眦外侧 0.5 寸凹陷中。

作用：通经络、活气血，放松眼球周围的肌纤维，消除眼疲劳。

操作手法：操作者用双手分别按揉各个穴位。

（四）按压风池穴

位置：风池穴位于后颈部枕骨之下，胸锁乳突肌与斜方肌上端之间的凹陷中，与耳垂平齐。

作用：明目醒脑。

操作手法：首先将两手拇指分别放在颈部风池穴，其他四指轻抚头部，力度由轻到重按压风池穴 20~30 次。

（五）按揉心俞、肝俞、肾俞

位置：心俞位于第 5 胸椎棘突下，旁开 1.5 寸。

肝俞在背部第 9 胸椎棘突下，旁开 1.5 寸。

肾俞位于第 2 腰椎棘突下，旁开 1.5 寸。

作用：调整脏腑功能。

操作手法：俯卧取穴，操作者用两个拇指按揉双侧穴位，每个穴位按揉约 1 分钟。

（六）按揉百会穴

位置：百会穴位于头顶正中线与两耳尖连线的交叉处。

作用：通达阴阳脉络。

操作手法：宝宝坐位或仰卧，用手掌按摩头顶中央的百会穴，每次按顺时针方向和逆时针方向各按摩 50 次。

（七）按揉光明穴

位置：光明穴位于人体的小腿外侧，在外踝尖上面 5 寸处，腓骨前缘。

作用：疏肝明目。

操作手法：宝宝坐位或仰卧，操作者以拇指按揉，每次按顺时针方向和逆时针方向各按揉 20~30 次。

二、注意事项

本套手法宜长期坚持。

除了坚持按摩保健，在日常生活中还应注意婴幼儿用眼卫生，养成良好的用眼习惯是最好的预防措施。

做好用眼卫生健康教育，引导宝宝自觉保护眼睛，不用或少用电子产品。

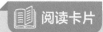 阅读卡片

引导幼儿学习运眼操

第一步：让幼儿采取坐位或站位，目视前方，引导幼儿眼睛先向上看，再回到原位，再向下看，再回到原位。这个过程中注意让眼球活动，不要仰头或者低头，开始的时候可能宝宝不太适应，可以一人轻轻扶住宝宝头部，另一人在前方引导示范。每天做1~2次，每次做20~30遍。

第二步：幼儿采取坐位或站位，目视前方，引导幼儿眼睛先向左看，再回到原位，再向右看，再回到原位。训练方法参考第一步。每天做1~2次，每次做20~30遍。

第三步：在做完第一步和第二步后，可以引导宝宝按照"左→上→右→下→左"和"左→下→右→上→左"两个方向来运动眼球。每天做1~2次，每次顺时针和逆时针各做10~20遍。

眼球运动训练，可缓解视力疲劳、预防近视的发生和发展、提高视觉质量。在引导幼儿学习的过程中，要注意根据其年龄和理解能力循序渐进，不要勉强。

儿童近视的早期症状

近视一般分为假性近视与真性近视以及混合性近视。假性近视是由于用眼过度致使睫状肌持续收缩痉挛，晶状体厚度增加，视物模糊不清。通过一定方法放松眼部肌肉，缓解疲劳，假性近视可以恢复到正常状态。及时发现儿童假性近视，可以及时矫正与缓解，如果发现真性近视也可以及时减轻近视程度。所以，在日常生活中，如果幼儿出现以下早期症状，需要引起重视，及时做进一步专业检查。

喜欢眯眼看东西，往往表示视力疲劳或视力下降。

看东西离得很近，看电视时不自觉地往前走。

近视的孩子因为看东西模糊，眼睛易疲劳，会经常揉眼睛或者频繁眨眼。

排除斜视后，经常歪头或斜眼看东西，因为这样可以减少散射光，消除一部分像差，看得清楚一些。

经常皱眉，皱眉可以让眼睑及眼外肌发生变化，改变眼球形态和角膜，能看得清楚些。

背俞穴取穴

背俞穴是指五脏六腑之气输注于背部的腧穴，属足太阳膀胱经的经穴。背俞穴全部分布于背部足太阳经第一侧线上，即后正中线（督脉）旁开 1.5 寸处，背俞穴常以体表标志为参照来取穴，以肝俞穴为例，肝俞位于第 9 胸椎棘突下，旁开 1.5 寸，取穴时应为俯卧位或俯伏坐位，先找到背部取穴标志，即两肩胛骨下缘连线中点——第 7 胸椎，再向下数至第 9 胸椎，根据骨度分寸法，肩胛骨内侧缘与脊柱间隔为 3 寸，两线的中点即脊柱旁开 1.5 寸处为肝俞穴。

第四节 提高婴幼儿免疫力的保健按摩手法

中医认为"正气存内，邪不可干；邪之所凑，其气必虚"，"正气"指的就是免疫力。人体免疫力强，就能抵抗外邪入侵，疾病也就不会发生或者少发生。小儿在生长发育过程中的特点是"脾常不足""肺常不足"，从现代医学的角度来看，婴幼儿各方面机能特别是免疫功能的发育不健全，导致婴幼儿容易发生呼吸道疾病。根据中医基础理论坚持给婴幼儿按摩，应对体表穴位进行局部刺激，达到补益脾肺、益气固表的目的，有效改善婴幼儿因反复患有呼吸道感染导致的免疫力低下等症状，有助于婴幼儿的身心健康发展。

一、按摩手法

（一）按揉迎香穴

位置： 迎香穴在鼻翼外缘中点旁，在鼻唇沟中间。

作用： 宣通鼻窍。

操作手法： 双手拇指分别按于同侧下颌部，中指分别按于同侧迎香穴，其余 3 指则向手心方向弯曲，中指在迎香穴处做顺时针方向按揉，每次持续 1~3 分钟。

（二）旋推脾经

位置： 拇指末节螺纹面。

作用：健脾益气。

操作手法：操作者一手握住婴幼儿手掌，另一手的拇指螺纹面按住小儿拇指螺纹面，按顺时针或逆时针方向揉 100~300 次。

（三）揉肺经

位置：无名指末节螺纹面。

作用：宣通肺气。

操作手法：操作者一手握住婴幼儿手掌，另一手的拇指螺纹面按住婴幼儿无名指螺纹面，按顺时针或逆时针方向揉 100~300 次。

（四）揉板门

位置：手掌的大鱼际隆平面。

作用：健脾和胃，消食化滞。

操作手法：操作者一手握住婴幼儿手掌，另一手的拇指按揉小儿大鱼际 100~300 次。

（五）摩腹

位置：腹部。

作用：健脾助运，培植元气，使气血生化、机能旺盛。

操作手法：小儿仰卧，操作者用手掌掌面或食指、中指、无名指指面覆于婴幼儿腹部，以腕关节连带前臂做有节律地移动，逆时针为补，顺时针为泻，往返摩之为平补平泻，做约 3~5 分钟。

（六）轻叩背俞穴

位置：背俞穴分布在背部脊柱的两侧，脊柱旁开 1.5 寸处，五脏六腑之气均输注于背腰部的背俞穴。

作用：调整脏腑功能。

操作手法：用食指、中指、无名指的指尖轻轻叩击肺腧背俞穴，从上到下，反复做 3~5 次，两侧均如此操作。推拿完毕后，脊柱两侧的皮肤略显潮红，再用手掌轻摩刚叩击过的地方 2~3 次，放松皮肤。轻叩背俞穴的手法操作简单，是较为简单的一种小儿推拿技巧。

（七）按揉足三里

位置：足三里位于宝宝外膝眼下 3 寸，胫骨前嵴旁开 1 横指处。可以让宝宝弯曲膝关节，在膝盖骨下端能摸到两个凹陷即可，其中外侧的凹陷叫作外膝眼，由此向下4指宽度的距离，即外膝眼下3寸，再从胫骨前嵴旁开一个中指的宽度。

作用：益气补虚，强身健体。

操作手法：用拇指指腹沿顺时针方向按揉足三里，每次做300下，可以健脾和胃，补益气血，理气消食。也可以从足三里向下，顺着胫骨前嵴旁开1横指的线，依次经过上巨虚、下巨虚，推至近足踝处，每次做30下，可以调理胃肠，导滞止泻。按揉足三里时要挑婴幼儿情绪稳定、愿意配合的时候，若婴幼儿反抗则需马上停止。

（八）捏脊

具体位置和手法参照前述章节。

二、注意事项

用按摩来提高婴幼儿免疫力贵在持之以恒，坚持每天推拿按摩约5~10分钟即可，坚持三个月以上，效果较好。

患有反复呼吸道感染的婴幼儿，有可能进行一段时间的按摩后还会出现呼吸道感染的情况，这是因为通过按摩来提高婴幼儿免疫力不是一蹴而就的，要有耐心并继续坚持按摩，科学护理，才能结束反复感染的恶性循环。

按摩时，应注意室内温度，防止婴幼儿着凉。如室温过低，可以暂时以按摩手部穴位和下肢为主，将捏脊改为抚脊。

当宝宝患急性疾病时，须暂停，病情稳定后可继续按摩。感冒发热时应改为其他按摩手法，退烧后可继续使用本套手法。

📖 阅读卡片

儿童反复呼吸道感染

一、什么是儿童反复呼吸道感染

儿童反复呼吸道感染是指在1年内发生上呼吸道感染或下呼吸道感染（包括肺炎）的次数过于频繁，超过一定合理范围的呼吸道感染性疾病。反复呼吸道感染根据年龄、潜在的原因及部位不同，分为反复上呼吸道感染和反复下呼吸道感染，后者又可分为反复支气管炎和反复肺炎。患有反复呼吸道感染，会导致免疫力低下和其患上反复感染，还会导致婴幼儿患其他免疫性疾病的概率增加，甚至导致多种疾病。因此必须加以重视。

二、反复呼吸道感染的治疗

1.反复肺炎患儿应积极寻找患病原因，及时诊治。

2.正规抗感染治疗，清除病菌潜伏的病灶。

3.适当使用免疫调节剂。

4.纠正营养不良、维生素及微量元素缺乏等症。

5.合理用药，不盲目使用抗生素。尽量少打针、少用药，做好护理。

三、如何预防反复呼吸道感染

1.养成良好的生活习惯。生活要有规律，要均衡膳食，大于1岁的儿童应养成自主进食的好习惯，不偏食、不挑食，定时定量、营养均衡，早睡早起，保障睡眠时长和睡眠质量。

2.户外活动，通过"三浴"增强幼儿体质；天气变化时，要加强护理，及时增减衣物。

3.做好接种。按时做好计划，根据孩子具体情况适当选择接种的疫苗，减少幼儿患病概率，保护体质。

4.做好隔离。流感流行季节，不要带孩子到公共场所去，尽量不要让孩子接触到已感染的儿童和成人。切断传播途径，就是很好的防控。

5.免疫增强剂。需要由专业医生来判断是否应使用免疫增强剂。

6.坚持为婴幼儿按摩，提高其体质与抗病能力。

本章小结

本章针对婴幼儿保育中容易出现的问题，介绍了几种婴幼儿日常保健的按摩手法，旨在通过按摩使婴幼儿气血调和、精神安宁愉快，帮助他们身心健康地成长。几种保健手法既可以单独使用，又可以综合使用。在合理应用这些手法的同时，我们还应熟悉婴幼儿生理、心理及日常照护知识，多管齐下、同向发力，才能起到更好的保健作用。

基础知识巩固

一、选择题

1. 摩腹具有调脾和胃的功效，在实施操作手法时，婴幼儿宜采用（　　）。

　　A. 平卧位　　　　　　B. 侧卧位　　　　　　C. 坐位　　　　　　D. 俯卧位

2. （　　）是推板门止泻时的操作手法。

　　A. 由食指指根推向腕横纹　　　　　　B. 由拇指指根推向腕横纹

　　C. 由拇指指尖推向指根　　　　　　　D. 由腕横纹推向拇指指尖

3. （　　）具有清热、镇惊、利尿、明目的功效。

　　A. 点印堂　　　　　　B. 揉神门　　　　　　C. 捣小天心　　　　D. 开天门

4. 捏脊具有（　　）之功效。

　　A. 疏通经络　　　　　　　　　　B. 促进气血运行

　　C. 调整脏腑功能　　　　　　　　D. 以上都是

二、填空题

1. 操作者用拇指端运，称运内八卦；按乾、坎、艮、震依次推运一周称_____；反之，称_____。

2. 光明穴位于人体的小腿外侧，在外踝尖上_____寸，腓骨_____缘。

三、论述题

1. 在实施促进婴幼儿消化的日常保健按摩手法的时候，我们应当注意一些什么问题？

2. 为什么饭前饭后不能做剧烈运动？

3. 中医保护婴幼儿视力的保健按摩手法的原理是什么？

典型案例分析

　　小米的情况属于反复呼吸道感染，是儿科常见病，发病率达20%左右。反复呼吸道感染是指1年内上呼吸道感染或下呼吸道感染次数频繁，超过了一定范围的呼吸道感染疾病。不同的年龄诊断标准不同，2岁以内的婴幼儿患呼吸道感染每年超过7次，3~5岁儿童每年超过6次，6岁以上儿童每年超过5次；2岁以内婴幼儿患呼吸道感染每年超过3次，3~5岁儿童每年超过2次，6岁以上儿童每年超过2次就可诊断为反复呼吸道感染。婴幼儿免疫系统功能尚未健全，易患呼吸道疾病；长期偏食、挑食，以及耐寒力差的婴幼儿也易患呼吸道感染。本案例中，小米除了呼吸道感染外，饮食、睡眠都出现了一定的问题。中医认为，人体是一个有机的整体，构成人体的各个组成部分之间在结构上不可分割，在功能上相互协调、互为补充，在病理上则相互影响。由于疾病和反复呼吸道感染会经常用药，刺激消化道，会出现食欲不振、消化不良的现象；同时，鼻塞流涕等情况还会影响婴幼儿的睡眠，而饮食、睡眠问题又会影响幼儿的免疫力，成为反复呼吸道感染的因素，造成恶性循环。因此在科学抗感染的同时，应该运用中医理论，采取适当的小儿按摩手法，从整体上调理脏腑功能，终止恶性循环。

✎ **实训操作练习**

巩固婴幼儿日常保健按摩的内容，自由结合为一小组，互相练习操作手法，做到熟悉流程、手法熟练。

第六章 婴幼儿 常见病症的按摩方法

学海 导航

（1）掌握婴幼儿常见病症的基本概念。

（2）熟悉婴幼儿常见病症的病因和病机。

（3）初步掌握婴幼儿常见病症的辨证和按摩手法。

（4）掌握婴幼儿常见病症按摩的注意事项及预防和护理要点。

结构 导图

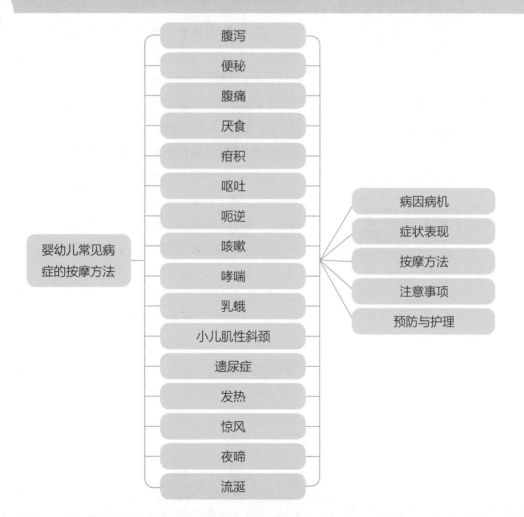

昊昊，男，3 岁，半月前过食炸鸡、冷饮后出现急性呕吐腹泻，经医治后基本痊愈，但经常在饭后腹痛，痛感不太强，持续 10 分钟到半小时，偶尔还会腹泻。经医院检查，无肠道感染等情况，补充益生菌效果不佳。

问题·**作为非医学专业人士，应当怎样通过按摩进行治疗呢？**

分析·婴幼儿按摩是建立在我国传统医学整体观念的基础上，以阴阳五行、脏腑经络等学说为理论指导，运用各种手法刺激穴位，使经络通畅、气血流通，以达到调整脏腑功能、治病保健目的的一种方法。小儿按摩具有操作简便、基本无痛苦、易于被婴幼儿接受的优点。非医学专业的人员虽然不具备专业的诊疗知识，但可以在医生的指导下用婴幼儿按摩起到减轻婴幼儿痛苦、辅助治疗的作用。在婴幼儿按摩时应熟悉小儿按摩的适宜病症，了解简单的辨证分型知识且手法熟练，实施按摩手法前可经医院排除其他需要专业治疗的病症。

这一章节主要介绍了婴幼儿常见病症的病因病机、症状表现、按摩手法、注意事项以及预防与护理要求，着重强调了不适合实施按摩的情况和按摩过程中需要着重观察的情况，为掌握正确的按摩方法做基本的理论准备和实操练习。

| 第一节 | 腹泻

腹泻是 2 岁以下婴幼儿的常见病，是由多病原、多因素引起的以腹泻为主的一组疾病。主要特点为大便次数增多和大便形状改变伴有发热、呕吐、腹痛等症状及不同程度的水电解质、酸碱平衡紊乱。病原可由病毒（主要为人类轮状病毒及其他肠道病毒）、细菌（致病性大肠杆菌、产毒性大肠杆菌、出血性大肠杆菌、侵袭性大肠杆菌、鼠伤寒沙门氏菌、空肠弯曲菌、耶氏菌、金葡菌等）、寄生虫、真菌等引起。肠道外感染、滥用抗生素所致的肠道菌群紊乱、过敏、喂养不当及气候因素也可致病。本节主要讨论非感染因素引起的功能性腹泻。

腹泻是以大便次数增多、粪质稀薄或如水样为特征的一种小儿常见病。本病一年四季均可发作，夏秋两季发病较多。发病群体以婴幼儿为主，其中以 6 个月至 2 岁的儿童发病率最高。本病轻者如治疗得当，则愈后良好；重者下泄过度，易见气阴两虚、阴竭阳脱；久泄迁延不愈者，则可影响和发育。重症患儿还会产生脱水、酸中毒等一系列严重症状，甚至危及生命，需要格外警惕。

一、病因病机

引起小儿腹泻的主要原因有感受外邪、饮食所伤和脾胃虚弱等。病变主脏在脾，病机因素主要是湿，脾虚湿盛、脾胃运化功能失调是导致腹泻的主要原因。因胃主受纳，腐熟水谷，脾主运化水湿和水谷精微，若脾胃受病，则饮食入胃后，水谷不化，精微不布，清浊不分，合污而下，致成腹泻。故《幼幼集成·泄泻证治》说："夫泄泻之本，无不由于脾胃。盖胃为水谷之海，而脾主运化，使脾健胃和，则水谷腐化而为气血以行荣卫。若饮食失节，寒温不调，以致脾胃受伤，则水反为湿，谷反为滞，精华之气不能输化，乃致合污下降，而泄泻作矣。"

（一）脾胃虚弱

"脾主运化，胃主受纳，小儿素体脾虚，或久病迁延不愈，致使脾胃虚弱，胃弱则腐熟无力，脾虚则运化失常，不能受纳水谷和运化精微，清气下陷，水谷糟粕混杂而下，形成脾虚泄泻。"故《景岳全书·泄泻》云："泄泻之本，无不由于脾胃。"

（二）感受外邪

六淫伤人，均可致肠胃功能失调，使人腹泻，但其中以湿邪为主，故《难经》云："湿多成五泄。"小儿脏腑柔嫩，肌肤薄弱，卫外不固，且冷暖不知自调，更易被外邪侵袭。

外感腹泻多见于其中又以湿热泻最常见，而风寒致泻则四季均有。

（三）内伤乳食

《素问·痹论》曰："饮食自倍，肠胃乃伤。"小儿脾常不足，运化乏力，加之喂养不当，过食生冷瓜果或油腻等难以消化之物，皆能使脾胃损伤、运化失职，产生腹泻。如由于小儿脾常不足，易为食伤，因此在其他各种腹泻证候中亦常兼见伤食证候。《景岳全书·泄泻》曰："若饮食失节，起居不时，以致脾胃受伤，则水反为湿，谷反为滞，精华之气不能输化，乃至合污下降而泻痢作矣。"所以饮食不当与外感湿邪常相互影响，共同为患。

二、症状表现

（一）脾虚泻

大便时溏时泻，色淡不臭，多于食后作泻，时轻时重，反复发作，稍有饮食不慎，大便次数即增多，夹见水谷不化。饮食减少，脘腹胀闷不舒，面色萎黄，肢倦乏力，形体消瘦，舌淡苔白，脉缓弱，指纹淡。

（二）寒湿泻

泻下清稀，甚至如水样，色淡不臭，腹痛肠鸣，脘闷食少，或兼有恶寒发热，鼻塞头痛，小便清长，苔薄白或白腻，脉濡缓，指纹色红。

（三）湿热泻

大便水样，气味秽臭，或见少许黏液，泻下急迫，势如水注，或泻而不爽，腹痛时作，食欲不振，或伴呕恶，神疲乏力，或发热烦躁，口渴，小便短赤，舌质红，苔黄腻，脉滑数，指纹发紫。

（四）伤食泻

腹痛肠鸣，泻后痛减，大便稀溏，夹有乳凝块或食物残渣，气味酸臭，或臭如败卵，脘腹痞满，嗳气酸馊，或有呕吐、不思乳食，夜卧不安的症状，舌苔垢浊或厚腻，或微黄，脉滑实，指纹滞。

三、按摩方法

（一）脾虚泻

1.调理原则

健脾益胃，温阳止泻。

2.按摩方法

补脾经、补大肠、摩腹各 300 次，揉外劳宫 200 次，推上七节骨、揉龟尾各 100 次，捏脊 20 次。

3.释义

补脾经与补大肠可以健脾益气，揉外劳宫可以温中健脾，推上七节骨、揉龟尾可以理肠止泻；摩腹、捏脊可以温阳消食。

（二）寒湿泻

1.调理原则

散寒化湿，温中止泻。

2.按摩方法

推三关、揉外劳宫、摩腹、补脾经、补大肠各 300 次，揉龟尾 100 次。

3.释义

推三关、揉外劳宫可以温中散寒，补脾经、补大肠与摩腹可以健脾化湿，揉龟尾可以理肠止泻。

（三）湿热泻

1.调理原则

清热利湿，分利止泻。

2.按摩方法

清大肠、退六腑各 300 次，清补脾经、清胃经各 200 次，推下七节骨、揉龟尾各 100 次。

3.释义

清大肠、退六腑可以清泻肠道湿热；清胃经、清补脾经可以泻脾胃湿热，推下七节骨可以泻热通便，揉龟尾可以理肠止泻。

（四）伤食泻

1. 调理原则

消食导滞，助运止泻。

2. 按摩方法

补脾经、运内八卦、摩腹各 300 次，清胃、清大肠、退六腑各 200 次，揉龟尾 100 次。

3. 释义

补脾经可以健脾消食，运内八卦可以降胃逆、消宿食，摩腹可以消宿食，清胃、清大肠及退六腑可以清胃热、消食导滞，揉龟尾可以理肠止泻。

四、注意事项

作为非专业人士，我们主要帮助患功能性腹泻的婴幼儿缓解症状、恢复功能，所以在按摩前应排除患感染性腹泻的可能，再进行按摩。

婴幼儿因为年龄幼小，病情变化急骤，所以应密切观察病情变化，如出现腹泻次数增多、严重口渴、眼睑凹陷、发烧、不能正常进食等症状，一定要去医院就诊。

五、预防与护理

（一）婴幼儿腹泻的预防

注意饮食卫生，食物应新鲜、清洁，不吃生冷、变质及不干净的食物，不暴饮暴食。饭前、便后要洗手，餐具要卫生，同时要乳食有节、饥饱有度。

提倡母乳喂养，不宜在夏季及婴幼儿有病时断奶，遵守添加辅食的原则，注意科学喂养。

多进行户外活动，注意气候变化，防止体内侵入外邪，尤其要避免腹部受凉。

适当控制饮食，减轻脾胃负担。吐泻严重及伤食泄泻的患儿应暂时禁食，以后随着病情好转，逐渐增加饮食量。忌食油腻、生冷及不易消化的食物。

接种轮状病毒疫苗，可以预防婴幼儿秋季腹泻，接种疫苗之后即便再感染该病毒，症状也会很轻，甚至没有症状。

避免长期滥用广谱抗生素，如果必须使用抗生素，尤其是广谱抗生素，应让婴幼儿摄入益生菌，预防肠道菌群失调和腹泻。

（二）婴幼儿腹泻的护理

大便后应从前往后擦拭，及时清洗，防止粪便污染尿道口，造成尿路感染。

保持皮肤清洁干燥，勤换尿布。每次大便后，要用温水清洗臀部，防止红臀的产生。

应少量多餐，要避免摄入油腻、刺激性的食物，对已经服用过的辅食，可以继续服用，对于没有服用过的新的辅食，暂时不要添加。

腹泻且频繁呕吐者应适当禁食，病情好转后吃一些少量易消化的食物。腹泻初愈后应注意调节饮食。

📖 阅读卡片

腹泻病因

一、感染因素

（一）肠道内感染

可由病毒、细菌、真菌、寄生虫引起，以前两者多见，尤其是病毒。

1. 病毒感染

寒冷季节时婴幼儿腹泻 80% 由病毒感染引起。病毒性肠炎主要病原为轮状病毒，其次有诺如病毒、星状病毒、科萨奇病毒、埃可病毒、冠状病毒等。

2. 细菌感染

1）导致腹泻的大肠杆菌包括致病性大肠杆菌、产毒性大肠杆菌、侵袭性大肠杆菌、出血性大肠杆菌和黏附－聚集性大肠杆菌

2）与肠炎有关的弯曲菌有空肠型、结肠型和胎儿型 3 种，95%~99% 的弯曲菌肠炎是由胎儿弯曲菌及空肠弯曲菌引起的。

3）其他包括细菌耶尔森菌、沙门菌（主要为鼠伤寒和其他非伤寒、副伤寒沙门菌）、嗜水气单胞菌、难辨梭状芽孢杆菌、金黄色葡萄球菌、绿脓杆菌、变形杆菌等。

3. 真菌感染

导致腹泻的真菌有念珠菌、曲菌、毛霉菌等，婴儿以白色念珠菌多见。

4. 寄生虫感染

蓝氏贾第鞭毛虫、阿米巴原虫和隐孢子虫等多见。

（二）肠道外感染

肠道外感染有时会引起消化功能紊乱，亦可导致腹泻，即症状性腹泻，年龄越小越常见。腹泻不严重，为稀糊便，含少许黏液，无大量水分及脓血，大便次数略微增多，常见于上呼吸道感染、支气管肺炎、中耳炎等，随着原发病的好转，

腹泻症状会逐渐消失。

（三）使用抗生素引起的腹泻

使用抗生素引起的腹渲常为慢性、迁延性腹泻。长期使用广谱抗生素，一方面导致肠道有害菌、耐药金葡菌、难辨梭状芽孢杆菌和绿脓杆菌大量繁殖，另一方面导致双歧杆菌等有益菌减少，肠道微生态失衡，出现腹泻。大便的形状与细菌侵袭的部位有关，病情可轻可重。

二、非感染因素

饮食护理不当多见于人工喂养的婴儿。喂养时间不定时，或过早喂大量淀粉或脂肪类食品，以及断奶后突然改变食物品种，均能引起轻、中度腹泻（消化不良）。气候突然变化，腹部受凉使肠蠕动增加；天气过热，消化液分泌减少；由于口渴，吸乳过多，增加消化道负担，均易诱发腹泻。大便为稀薄或蛋花汤样，无脓血和酸臭味，如不及时控制，易引发肠道感染。

过敏性腹泻是对牛奶或大豆制品过敏而引起的腹泻。

原发性或继发性双糖酶（主要是乳糖酶）不足或活性降低，会导致肠道对糖吸收不良引起腹泻。

气候突然变化、腹部受凉使肠蠕动增加；天气过热、消化液分泌减少或饮奶过多等会诱发消化功能紊乱，导致腹泻。

（三）提示

按摩对于治疗脾胃虚弱和伤食效果较好，一般每日一次，较重时可每日两次。一般按摩 3~5 天即可。

婴幼儿腹泻须预防脱水，轻度、中度脱水可口服补液，中度以上脱水或吐泻严重、腹胀的患儿应当及时就医。

由于小儿稚阳未充、稚阴未长，患腹泻后损阴伤阳，发生变证。重症腹泻患儿泻下过度，易伤阴耗气，出现气阴两伤，甚至导致阴竭阳脱的危重变证。若久泻不止，脾气虚弱，肝旺而生内风，可致慢惊风；脾虚失运，生化乏源，气血不足无以荣养脏腑肌肤，久则可致疳证。因此，需要格外警惕。

| 第二节 | 便秘

便秘是大便秘结不通，排便时间较长，或排时不爽，艰涩难出。便秘本身不是一个独立的疾病，而是一个症状，既可单独出现，又可伴随其他疾病出现中。单独出现的便秘多为习惯性便秘，与体质、饮食习惯及生活无规律有关。突然改变生活环境，或过食辛辣香燥的食品，或饮食过于精细，均可发生一时性便秘。作为疾病过程中所表现出来的便秘，多见于某些器质性疾病，如先天性巨结肠等。本节主要讨论可通过按摩改善婴幼儿功能性便秘。

一、病因病机

（一）邪滞大肠

《景岳全书·秘结》中记载："阳结证，必因邪火有余，以致津液干燥。"素体阳盛，或热病之后，余热留恋，或肺热肺燥，下移大肠，或过食厚味辛辣，或过服热药，均可致肠胃积热，耗伤津液，肠道干涩失润，粪质干燥，难于排出，称为"热秘"。《金匮翼·便秘》中记载："冷秘者，寒冷之气，横于肠胃，凝阴固结，阳气不行，津液不通。"恣食生冷，凝滞胃肠；或外感寒邪，直中肠胃；或过服寒凉，阴寒内结，均可导致阴寒内盛，凝滞胃肠，传导失常，糟粕不行，称为"冷秘"。

（二）气虚津亏

《景岳全书·秘结》云："凡下焦阳虚，则阳气不行，阳气不行则不能传送，而阴凝于下，此阳虚而阴结也。"饮食劳倦，脾胃受损；或素体虚弱，阳气不足；或病后体虚，正气未复；或过食生冷，损伤阳气；或苦寒攻伐，伤阳耗气，均可导致气虚阳衰，气虚则大肠传导无力，阳虚则肠道失于温煦，阴寒内结，便下无力，使排便时间延长，形成便秘。《医宗必读·大便不通》中："发汗利小便，病后血气未复，皆能秘结。若幼儿素体阴虚，津亏血少；或病后体虚，阴血虚少；或失血夺汗，伤津亡血；或过食辛香燥，损耗阴血，均可导致阴亏血少，血虚则大肠不荣，阴亏则大肠干涩，肠道失润，大便干结，便下困难，而成便秘。"

📖 **阅读卡片**

急性便秘

便秘如伴剧烈腹痛、腹胀及呕吐等症状，就是急性便秘，有肠梗阻的可能，应该及时就医。

二、症状表现

（一）实秘

大便干结，食少，腹胀腹痛，口干口臭，面红身热，心烦不安，多汗，时欲饮冷，小便短赤，苔黄厚，指纹色紫，为肠胃积热；大便干涩，难以排出，腹中攻满，喜温恶寒，四肢不温，呃逆呕吐，苍白，指纹色淡，为阴寒积滞。

（二）虚秘

虽有便意，但临厕努挣难排，汗出，气短乏力，面白神疲，肢倦懒言，苔薄白，指纹色淡，为气虚便秘；大便干结，努挣难下，面白无华，口干心烦，潮热临汗，为血虚津亏之便秘。

三、按摩方法

（一）实秘

1. 调理原则

调理脾胃，消积导滞。

2. 按摩方法

清大肠、摩腹各30次，清补脾经（清后加补）、退六腑、运内八卦各200次，按揉膊阳池、推下七节骨各100次，按揉足三里、搓摩胁肋、捏脊各20次。

3. 释义

清补脾经、摩腹、捏脊、按揉足三里可以健脾助运；运内八卦、搓摩胁肋可以疏肝理气、调理脾胃；清大肠、退六腑、按揉膊阳池及推下七节骨可以消积导滞。

（二）虚秘

1. 调理原则

健脾益气，养血滋阴。

2. 按摩方法

补脾经、推三关、摩腹各 30 次，补肾经、清大肠各 200 次，按揉膊阳池、揉上马、按揉足三里、捏脊各 20 次。

3. 释义

补脾经、推三关、摩腹、捏脊、按揉足三里可以健脾调中，益气养血；补肾经、清大肠、按揉膊阳池及揉上马可以滋阴润燥。

四、注意事项

实施按摩手法之前应先排除是器质性疾病引起的便秘，如先天性巨结肠、过敏性结肠炎等。

如果婴幼儿便急又排便困难，可考虑使用开塞露，但不能作为长期用药。

香蕉、蜂蜜等并不能治疗和缓解便秘，且蜂蜜中可能含有肉毒杆菌及芽孢，其分泌的肉毒素可能对宝宝造成致命的威胁，尤其不适宜一岁以下的婴儿服用。

五、预防与护理

（一）婴幼儿便秘的预防

对于以奶粉喂养为主的婴幼儿，奶粉宜调稀一些，并加适量果汁或蔬菜汁。对于断奶后的婴幼儿，主食不宜过于精细，要鼓励婴幼儿多吃富含纤维素的果蔬，并适当增加饮水量，少食辛辣香燥等食品。

养成定时排便的习惯，改掉如厕时玩玩具、玩手机、看书等不良习惯。

积极锻炼身体，多运动，保持每天有足够的运动量。

（二）婴幼儿便秘的护理

由于腑气不通，浊气不降，便秘可引起腹胀腹痛、食欲减退、头昏脑涨、睡眠不安等症，便秘日久可引起肛裂，故应及时调理。推拿对于单纯性便秘疗效较好。摩腹及推下七节骨具有较好的通便作用，适合绘时实秘。摩腹时，手法宜轻，时间应稍长，如按摩几次效果欠佳，则需配合药物治疗。

| 第三节 | 腹痛

腹痛是指胃脘以下、耻骨毛际以上部位疼痛的病症。《素问·举痛论》曾记载："寒气客于肠胃之间，膜原之下，血不得散，小络急引故痛""热气留于小肠，肠中痛，瘅热焦渴，则坚干不得出，故痛而闭不通矣"。腹痛为婴幼儿常见证候，可见于任何年龄与季节，婴幼儿不能精准表达感受，故多表现为无故啼哭，《古今医统·腹痛》有载："小儿腹痛之病，诚为急切。凡初生二三个月及一周之内，多有腹痛之患。无故啼哭不已或夜间啼哭之甚，多是腹痛之故。大都不外寒热二因。"

导致腹痛的疾病很多，现代医学中的胰腺炎、肝炎、胆道疾病、肠梗阻、肠套叠、阑尾炎、腹膜炎、溃疡病穿孔、肠道寄生虫病、急性肾盂肾炎、泌尿系结石、腹腔淋巴结炎等腹部器质性疾病均可出现腹痛的症状。本节所讨论的腹痛主要为功能性腹痛，约婴幼儿占腹痛总数的 50%~70%。

一、病因病机

（一）感受寒邪

由于护理不当，衣被单薄，腹部为风寒所侵，或因过食生冷瓜果，中阳受戕。寒主收引，寒凝气滞，则经络不畅，气血不通，不通则痛。《素问·举痛论》说："寒气客于肠胃之间，膜原之下，血不得散，小络急引故痛。"说明寒邪内侵和气滞血凝可以引起腹痛。

（二）乳食积滞

小儿脾常不足，运化力弱，乳食又不知自节，故易伤食。或因过食油腻厚味，或强进饮食、临卧多食或误食变质不洁之物，致食积停滞，郁积胃肠，气机壅塞，痞满腹胀腹痛。或平时过食辛辣香燥、膏粱厚味，胃肠积滞，或积滞日久化热，肠中津液不足致燥热闭结，使气机受阻，腑气通降不利，从而发生腹痛。《素问·痹论篇》中记载："饮食自倍，肠胃乃伤。"说明饮食不节是腹痛的重要原因。

（三）虫积

由于肠道感染蛔虫，扰动肠中，或窜行胆道，或虫多而扭结成团，阻止气机，不通则痛。

（四）脾胃虚寒

素体脾胃虚弱，脏腑虚冷，或久病脾虚，致使脾阳不振，运化失职，寒湿内停，损伤阳气。《诸病源候论·腹病诸候》记载："久腹痛者，脏腑虚而有寒，客于腹内，连滞不歇，发作有时。"阳气不振，温煦失职，阴寒内盛，气机不畅，腹部绵绵作痛。

二、症状表现

（一）寒痛

腹部拘急疼痛，阵阵发作，常于受凉或饮食生冷后发作，痛处喜暖，得温则舒，遇寒则加，面色苍白，痛甚者，额冷汗出，唇色紫暗，肢冷，或兼吐泻，小便清长，舌淡红，苔白滑，指纹色红。

（二）伤食痛

以脘腹胀满、疼痛拒按和不思乳食为主要临床表现，有伤乳、伤食的病史，伴嗳腐吞酸、腹痛欲泻，泻后痛减，大便秘结，或时有呕吐，吐物酸馊，粪便秽臭，夜卧不安，时时啼哭，舌淡红，苔厚腻，脉滑实，指纹紫滞。

（三）虫痛

腹痛突然发作，以脐周为甚，时作时止，伴有吐涎，有时可在腹部触到蠕动之块状物，时隐时现，有便虫病史，形体消瘦，食欲不佳，嗜食异物。如蛔虫窜行胆道则痛如钻顶，时作时止，伴有呕吐症状，甚至吐出蛔虫。

（四）虚寒腹痛

起病缓慢，腹痛绵绵，喜按喜温，病程较长，反复发作，面色少华，精神倦息，手足清冷，乳食减少，或食后腹胀，大便稀溏，唇舌淡白，脉沉缓，指纹淡红。

📖 **阅读卡片**

警惕急腹症

急腹症是指腹腔内、盆腔和腹膜后组织和脏器发生了急剧的病理变化，主要症状和体征在腹部，同时伴有全身反应的临床综合征。常见的急腹症包括急性阑尾炎、溃疡病急性穿孔、急性肠梗阻、急性胆道感染、胆石症、急性胰腺炎、腹部外伤和泌尿系结石等症。

三、按摩方法

（一）寒痛

1. 调理原则

温中散寒，理气止痛。

2. 按摩方法

补脾经、摩腹各 300 次，揉一窝风、揉外劳宫各 200 次，拿肚角 20 次。

3. 释义

补脾经、摩腹可以温中健脾；揉一窝风可以散寒止痛；揉外劳宫可以温中散寒；拿肚角可以行气止痛。

（二）伤食痛

1. 调理原则

消食导滞，行气止痛。

2. 按摩方法

补脾经、清大肠、摩腹各 300 次，运内八卦、清板门、推四横纹各 200 次，拿肚角 20 次。

3. 释义

补脾经可以健脾消食，清大肠可以清肠胃食积、通腑止痛，运内八卦、推四横纹可以消食化滞，理气止痛，清板门可以清胃热，通调三焦之气，拿肚角以行气止痛。

（三）虫痛

1. 调理原则

理气、安蛔、止痛。

2. 按摩方法

摩腹 300 次，揉一窝风、揉外劳宫各 200 次，拿肚角各 20 次。

3. 释义

揉一窝风、揉外劳宫可以温中安蛔，摩腹可以健脾行气，拿肚角可以理气止痛。

（四）虚寒腹痛

1. 调理原则

温中理脾，缓急止痛。

2. 按摩方法

补脾经、摩腹各 300 次，揉外劳宫、运内八卦各 100 次。

3. 释义

补脾经可以健脾助运，揉外劳宫、摩腹可以温中补虚、缓急止痛，运内八卦可以宽胸理气、调气助运。

四、注意事项

按摩缓解腹痛主要适用于功能性腹痛，因此在施行按摩手法之前应排除感染性腹痛和急腹症的可能，以免贻误病情。

剧烈或持续腹痛者应卧床休息，随时检查腹部体征，并做必要的其他辅助检查，以便做好鉴别和诊断，及时处理。

按摩对于肠道寄生虫引起的腹痛只能起到临时缓解的作用，应积极进行药物驱虫治疗。

五、预防与护理

（一）婴幼儿腹痛的预防

注意饮食卫生，定时适量，勿食生冷。

注意气候变化，防止感受外邪，避免腹部受凉。

进餐前后稍事休息，勿做剧烈运动。

教育婴幼儿改掉吃手指、咬指甲的习惯，托幼机构应定期检查粪便，及早发现寄生虫患儿，不耽误治疗时机。

📖 阅读卡片

脐 疗

脐疗就是把药物直接敷贴或用艾灸、热敷等方法施治于患者脐部，激发经络之气，疏通气血，调理脏腑，是用于预防和治疗疾病的一种外治疗法。以下两种脐疗方法适用于脾胃虚寒性腹痛的治疗。

公丁香3克，肉桂2克，白豆蔻3克，白胡椒4克，共研细末，贮瓶备用。用时取药末1~1.5克，填敷脐中，再外贴防潮抗过敏医用胶布，适用于腹部寒证和脾胃虚寒证。

生葱头250克，捣烂炒熟后敷肚脐上，适用于脾胃虚寒证。

（二）婴幼儿腹痛的护理

按摩治疗功能性腹痛的疗效很好。一岁以下的婴儿，如无其他异常症状，极有可能是由于伤食腹痛引起了不适，运用捏脊、摩腹等手法，可起到很好的止痛效果。对于虫积引起的腹痛，推拿治疗只能暂时止痛，必须采用驱虫药治疗。对于某些由于器质性病变引起的腹痛应注意鉴别与诊断，及时就医；对于一些急腹症更须及时诊断，及时送医，采取必要的外科治疗。

第四节 厌食

厌食是指较长时间食欲不振，甚至拒食的一种病症，多见于1~6岁的婴幼儿。发病原因主要是喂养不当和脾胃不和。厌食患儿一般精神状态较正常，病程长者会出现面色少华、形体消瘦等症。厌食与《诸病源候论·小儿杂病诸候三·哺露候》中记载的"哺露"症极为相似，"小儿哺乳不调，伤于脾胃，脾胃衰弱，不能饮食，血气减损，不荣肌肉而柴辟赢露。其脏席之不宣，则吸苦热，谓之哺露也"。长期厌食会影响患儿生长发育，故应及时治疗。

一、病因病机

（一）脾失健运

婴幼儿的喂养原则应当是"乳贵有时，食贵有节"。饮食没有规律、没有节制可导致脾胃受伤，受纳运化功能减弱，出现食欲不振成厌恶乳食之症；或过食生冷瓜果等寒凉之品，导致脾阳受伤，痰湿内生，影响脾胃消化功能，出现厌食。

（二）脾胃气虚

婴幼儿先天禀赋不足，后天失养，可导致脾胃虚弱、疾病迁延不愈、脾胃损伤，使消化功能下降，导致厌食。

（三）胃阴不足

胃病久延不愈，或热病后期阴液尚未恢复，或平时嗜食辛辣，或情志不遂，气郁化火导致胃阴耗伤，不思饮食。

📖 阅读卡片

厌食的诊断要点及鉴别诊断

一、诊断要点

1. 以纳呆、拒食为主症。

2. 面色少华，形体偏瘦，但精神尚好，活动如常。

3. 病程在 1 个月以上。

4. 有喂养不当、饮食失节、或病后失调史。

5. 排除因各种疾病、药物引起的食欲低下。

二、鉴别诊断

（一）缺铁性贫血

缺铁性贫血是婴幼儿的多发病，缺铁除了会对造血功能和细胞免疫功能造成影响外，还会引起胃酸减少，胃炎、十二指肠炎，肠黏膜萎缩和吸收功能障碍等胃肠消化功能异常的疾病，影响婴幼儿食欲和生长发育。此疾病与小儿厌食症所表现的症状有一定的相似，所以必须多方排查，以免误诊。

（二）假性厌食症

必须先排除患儿患有感冒或内科慢性疾病的可能，患儿长时间食欲不振，看到食物也不想吃，甚至拒吃，这种情形一般连续 1 个月以上才符合"厌食症"的症状。

（三）疳积

疳积由厌食或积滞发展而成，以面黄肌瘦、毛发稀疏、肚腹膨胀、青筋暴露和腹凹如舟等为特征，病程较长，会影响生长发育，且易引发其他疾病。

二、症状表现

（一）脾失健运

面色少华，不思饮食，或食之无味，拒进饮食。形体偏瘦，精神状态一般，大小便基本正常，舌苔白或薄腻，脉搏有力。

（二）脾胃气虚

面色萎黄，精神疲惫，全身乏力，不思乳食或拒食，若稍进食，则大便中夹有不消化的奶瓣或食物，伴随形体消瘦、易出汗、舌质淡、苔白、脉细弱等症状。

（三）胃阴不足

口干多饮而不喜进食或拒食，皮肤干燥，缺乏光泽，大便多干结，舌苔多见光剥，光红少津，质偏红，脉细数。

三、按摩方法

（一）脾失健运

1.调理原则

和脾助运。

2.按摩方法

补脾经、摩中脘各 300 次，运内八卦、按揉脾俞、胃俞、肝俞各 200 次，掐揉四横纹 100 次。

3.释义

补脾经、摩中脘可以健脾和中，运内八卦配按揉脾俞、胃俞、肝俞，可以和中消食，掐揉四横纹可以运脾理气。

（二）脾胃气虚

1.调理原则

健脾益气。

2. 按摩方法

补脾经、运内八卦各 300 次，推大肠、补肾经各 200 次，摩腹 100 次，捏脊 20 次。

3. 释义

补脾经、摩腹、运内八卦可以健脾和胃，益气生血，推大肠可以温中止泻，补肾经可以温养下元，捏脊可以健脾和胃。

（三）胃阴不足

1. 调理原则

滋阴养胃。

2. 按摩方法

分腹阴阳（阴重阳轻）、揉板门、补胃经各 300 次，补脾经、运内八卦，揉中脘各 200 次，按揉胃俞、三焦俞、肾俞穴各 100 次。

3. 释义

分腹阴阳、揉板门、补胃经可以养胃生津；补脾经、揉中脘、运内八卦可以健脾助运；按揉胃俞、三焦俞、肾俞可以养胃生津。

四、注意事项

铅中毒也可引起婴幼儿厌食，应注意排除。

幼儿拒食时，不要强行喂食，更不能威胁恐吓，否则会让婴幼儿有精神压力，适得其反。

注意不要让孩子吃过多零食。

保持适当的运动量。

五、预防与护理

（一）合理膳食

帮助孩子养成良好的进食习惯。

注意烹饪方法，在保障合理膳食的情况下，注意食物的色香味。

如有慢性疾病或营养不良，需及早治疗。

（二）注重心理矫治

父母和老师在生活中给孩子做出好榜样，做到不挑食、不偏食，以及不随意对某种食物做出负面评价。

如果孩子不愿吃某种食物，应当耐心给他们讲解各种食品的味道及营养价值，纠正孩子对食物的错误认知，鼓励他们吃这种食物，既不无原则迁就，也不过分勉强。

创设良好的进食环境，使孩子在愉快心情下进食。

不要盲目使用补药和补品。

（三）提示

小儿处于生长发育时期，如果长期食欲不振，会使气血生化不足，抗病能力减退，诱发各种疾病，从而影响发育，严重可转化为疳疾。所以对本病应该引起足够的重视，及早治疗。用按摩的方法调理厌食症，方法简单，见效迅速，可作为首选方案。同时，还应配合日常护理及心理矫治，让孩子养成良好的饮食习惯。

| 第五节 | 疳积

疳积是以神萎、面黄肌瘦、毛发焦枯、肚大筋露、纳呆便溏为主要表现的儿科病症。

疳是指小儿因饮食失调、喂养不当，引发的以脾胃虚损、运化失权、以病程缓慢、形体消瘦、毛发焦枯、发育迟级、神疲乏力为发病特征的疾病。

积是指婴幼儿因伤乳食，引发的以乳食停滞不化、不思乳食、食而不化、体重不增、大便不调为特征的疾病。积久不消，则转为疳，故有"无积不成疳""积为疳之母"之说。

本病与营养不良的症状在某些方面存在相似之处，但并不完全相同，调理方法也有一定差别，本病的临床表现较为多样，本节主要介绍常见表现。

一、病因病机

（一）乳食伤脾

喂养不当、饮食过量或无定时、饥饱无度、缺乏营养、过食甘甜油腻之物，会损伤脾胃，使积滞内停，脏腑不能正常运化水谷精微，积久不消，转而成疳。《幼幼集成》："伤食一证，最关伤害，如遇近不治则成积成癖，治之不当则成疳成痨。"《小儿推拿广意》也有论述："大抵疳之为病，皆因过餐饮食，于脾家一脏有病不治，传之余脏而成五疳之疾。"

（二）脾胃虚弱

《幼科推拿秘书》中有"五脏俱能成疳，先从脾伤而起"的论述。婴幼儿脾常不足，因伤乳食、久病、断乳致脾胃虚弱，无以生化气血精微，输布无能，而致疳积。《幼科铁镜》中指出："疳者干而瘦也，此由寒热失理，饮食不节，或因吐久、泻久、痢久、疟久、热久、咳久以致脾胃亏损，亡失津液而成也。"

📖 阅读卡片

疳积的诊断要点及鉴别诊断

一、诊断要点

（一）疳症

1. 饮食异常，大便干稀不调，脘腹膨胀。

2. 形体消瘦，体重低于正常平均值的 15%~40%，面色不华，毛发稀疏枯黄，严重者身材干枯羸瘦。

3. 精神不振，好发脾气，烦躁易怒，或喜揉眉擦眼，吮指磨牙。

4. 有长期消瘦史。

5. 大便中有蛔虫卵。

6. 贫血，血红蛋白及红细胞减少。

7. 出现肢体浮肿，属于营养性水肿者，血清总蛋白量大多在每升 45 克以下，人血白蛋白约在每升 20 克以下。

（二）积滞

以不思饮食、食而不化、腹部胀满、大便溏泄或便秘为特征。

1. 伴有烦躁不安，夜间哭闹或呕吐等症。

2. 有伤乳食史。

3. 大便中有未消化的食物残渣及脂肪滴。

二、鉴别诊断

（一）厌食

因喂养不当、脾胃失运所致，以长期食欲不振、食量减少、厌物进食为主症，无明显消瘦迹象，精神尚可。

（二）积滞

多由伤乳伤食引发，以不思饮食、食而不化、腹部胀满为主症，与疳症的形体消瘦明显不同。

二、症状表现

（一）积滞伤脾

形体消瘦，体重不增，腹部胀满，纳食不香，精神不振，夜眠不安，大便不调，常有恶臭，舌苔厚腻。

（二）气血两亏

面色萎黄或苍白，毛发枯黄稀疏，骨瘦如柴，精神萎靡或烦躁，睡卧不宁，啼声低小，四肢不温，发育障碍，腹部凹陷，大便清泄，舌淡苔薄，指纹色淡。

三、按摩方法

（一）积滞伤脾

1. 调理原则

消积导滞，调理脾胃。

2. 按摩方法

揉板门、揉中脘、分推腹阴阳、揉天枢各 300 次，推四横纹、运内八卦各 200 次，补脾经、按揉足三里各 100 次。

3. 释义

揉板门、揉中脘、分推腹阴阳、揉天枢可以消食导滞，疏调肠胃积滞；推四横纹、运内八卦可以消食导滞，理气调中；补脾经、按揉足三里可以健脾开胃，消食和中。

（二）气血两亏

1. 调理原则

温中健脾，补益气血。

2. 按摩方法

补脾经、推三关各 300 次，运内八卦、掐揉四横纹、揉外劳宫、揉中脘、按揉足三里各 200 次，捏脊 30 次。

3. 释义

补脾经、推三关、揉中脘、捏脊可以温中健脾，补益气血，增进饮食；运内八卦、揉外劳宫可以温阳助运，理气和血；掐揉四横纹可以理中行气，化积消胀；按揉足三里可以调和气血，消导积滞。

四、注意事项

疳积属于较为严重的疾病，作为非专业人士，我们可以学习按摩手法，对婴幼儿进行治疗。

若因长期疳积存在严重的营养不良症状，需要酌情进行营养支持疗法。

捏脊配合针刺四横纹进行治疗，效果也十分明显。

五、预防与护理

（一）婴幼儿疳积的预防

注意调养。在喂养方面，应注意遵循先稀后干、先软后硬、先素后荤、先少后多的原则。

注意合理饮食。

必要时应进行中西医结合治疗。

📖 **阅读卡片**

小儿疳积食疗粥

消食健脾粥：准备莲子、芡实、炒麦芽、扁豆各15克，焦山楂10克、神曲6克（用纱布包好），一起放入锅内，加水适量煎煮30分钟，去渣，再加入粳米15克。熬好后趁热服用，有健脾养胃、消食化积的功效，用于婴幼儿面黄肌瘦、神烦气急、手足心热、纳呆腹胀等症。

山药粥：准备大米100克，淘洗干净后与100克山药片一起入锅炖煮，有调补脾胃、滋阴养液之功效。

（二）婴幼儿疳积的护理

目前疳积的发病率已经明显下降，重症病例已很少见。治疗本病应以调理脾胃为主，推拿是最适合治疗本病的方法，如在治疗过程中适当配以药粥，将有助于减轻症状和促进康复。

| 第六节 | 呕吐

呕吐是将胃及肠内食物从口腔吐出的动作。作用于舌根、咽部、胃、大小肠、胆总管、泌尿生殖器官等处的刺激，也可以引起呕吐。视觉和内耳庭的位置感觉发生改变时，也可引起呕吐。本节我们主要讨论由急慢性胃炎、消化不良、胃肠功能紊乱等疾病引起的呕吐。

中医认为呕吐是伤食、胃寒、胃热等导致的胃失和降、气逆于上，以致乳食由胃经口而出。《素问·举痛论》篇记载："寒气客于肠胃，厥逆上出，故痛而呕吐。"《诸病源候论·呕吐逆论》提出："儿啼未定，气息未调，乳母忽遽以乳饮之。"胃为水谷之海，以降为和，小儿脾胃娇弱，凡外感六淫，侵扰及胃，或饮食过多，饥饱不节，或恣食生冷油腻食物，损伤脾胃，运化失司，胃失和降，皆可气逆于上，发为呕吐。故呕吐多病起于胃，而伤于饮食。

现代医学认为呕吐是机体的一种本能反应，可将食入胃内的有害物质排出体外，从而起到保护作用。但长期剧烈地呕吐会影响进食和正常的消化活动，并且使大量的消化液丢失，造成体内水电解质和酸碱平衡的紊乱。所以在排除进食不洁或有毒食物的情况后，有必要通过按摩来缓解呕吐症状。

一、病因病机

（一）伤食吐

乳食不节，停滞中脘，胃失和降，浊气上逆，呕吐不消化食物，或胃不腐熟，脾失运化，宿食停积，呕吐酸馊乳食。

（二）寒吐

本症多属于禀赋不足，脾胃虚寒，体虚中寒则脾阳失展，运化失职，以致乳食停积，痰水潴留，久而上逆，发为呕吐，食久方吐。

（三）热吐

"诸逆冲上，皆属于火。"热则生火，热积胃中，食入即吐。

📖 阅读卡片

呕吐的诊断要点及鉴别诊断

一、诊断要点

多见于伤乳、伤食或腹部受寒后。

呕吐、肚腹胀满。

腹部多膨胀，按压时有痛感。

二、鉴别诊断

（一）胃源性呕吐

见于各型胃炎，有恶心先兆，进食后即吐，呕吐后常觉轻松。

（二）反射性呕吐

见于腹腔脏器急性炎症，呕吐物有异味。

（三）梗阻性呕吐

呕吐隔餐或隔日食物，有腐臭味，常见于幽门梗阻之症；呕吐物为黄绿色液体，有粪臭味，常见于肠梗阻。

（四）中枢性呕吐

颅内肿瘤、颅内出血、脑炎、脑膜炎、颅脑外伤等疾病可引起颅内压增高的症状，呕吐常呈喷射性，多伴有头痛，一般无恶心症状，呕吐后也不会感到轻松。

二、症状表现

（一）伤食吐

呕吐频繁，口气秽臭，厌食，胸闷，腹胀满，大便酸臭或溏秘，苔厚腻，脉滑实，指纹滞。

（二）寒吐

吃饭稍多即吐，时作时止，呕吐完谷不化，面色白，四肢欠温，腹痛喜暖，大便溏薄，舌淡薄白，指纹色红。

（三）热吐

食入即吐，呕吐物酸臭，烦躁不安，身热口渴，大便臭秽或秘结，小便黄赤，唇色红而干，苔黄腻，指纹色紫。

三、按摩方法

（一）伤食吐

1. 调理原则

消食导滞，和中降逆。

2. 按摩方法

补脾经、揉板门、横纹推向板门、运内八卦各 200 次，揉中脘、分腹阴阳、按揉足三里各 100 次。

3. 释义

补脾经、揉中脘、按揉足三里可以健脾和胃，帮助运化；揉板门、运内八卦，可以宽胸理气，消食导滞；分腹阴阳、横纹推板门，可以降逆止呕。

（二）寒吐

1. 调理原则

温中散寒，和胃降逆。

2. 按摩方法

补脾经、揉中脘、推天柱骨、横纹推向板门各 200 次，揉外劳宫、推三关各 100 次。

3. 释义

补脾经、揉中脘，可以健脾和胃，温中散寒，降逆止呕；推天柱骨可以和胃降逆，祛寒止呕；横纹推向板门，可止一切呕吐；推三关、揉外劳宫可以温阳散寒。

（三）热吐

1. 调理原则

清热和胃，降逆止呕。

2. 按摩方法

清脾经、清胃经、推天柱骨、退六腑各 200 次，运内八卦、横纹推向板门各 200 次，清大肠、推下七节骨各 100 次。

3. 释义

清脾经、清胃经、推天柱骨可以清中焦积热，降逆止呕；退六腑可以清热泻火；运内八卦、横纹推向板门可以宽胸理气，和胃止呕；清大肠、推下七节骨可以泻热通便，通降胃气。

四、注意事项

实施按摩手法之前须排除患腹腔脏器疾病的可能，如急性炎症、梗阻性呕吐、中枢性呕吐等，以免贻误病情。

小儿胃脏娇嫩，贲门松弛，如果喂养不当，吸入过多空气，或喂乳过多，出现乳后有少量乳汁倒流口腔、从口角溢出的现象称为溢乳，不属病态。

如幼儿呕吐感很强，且吐后感觉轻松，可先让其呕吐，吐后再实施按摩手法，防止再次呕吐。

五、预防与护理

（一）婴幼儿呕吐预防与护理

呕吐较重时应禁食 4~6 小时或 6~8 小时。可适当饮用生姜水、米汤，必要时应就医。

禁食过后宜食用清淡且易消化的食物，摄入量宜少，食物种类不宜过杂。禁食后最好给婴儿喂母乳，无母乳者用稀释配方奶粉，在 3~4 天内恢复正常奶量，液量不足时喂含糖口服液。幼儿禁食后应吃流食，再逐渐增加适龄的半流食，如鸡蛋羹、稀饭、面条、烤馒头片等，3~4 天后逐渐恢复日常饮食。

婴幼儿呕吐时，取卧位将其头侧向一边，也可将其抱起坐于自己膝上，右手轻拍小儿背部，身体稍向前倾，以防止呕吐物呛入气管，引发窒息或吸入性肺炎。

（二）提示

古人称有声有物为呕，有物无声为吐，有声无物为哕，呕吐常常同时出现，故合称呕吐。按摩对于治疗婴幼儿呕吐的效果较好，在排除其他器质性病变后，可作为治疗呕吐的首选方法。呕吐较重者应及时就医，适当配合药物治疗。

| 第七节 | 呃逆

呃逆即打嗝，指气从胃中上逆，喉间频频作声，声音急而短促，是由横膈膜痉挛收缩引起的。健康的人也可发生一过性呃逆，多与饮食有关，饮食过快、过饱，或者摄入很热、很凉或辛辣刺激的食物饮料等易引起呃逆，外界温度变化亦可引起呃逆。小儿呃逆多是偶然发作，且普遍表现较轻，很多时候可以不治而愈，如果呃逆持续不断，或有加重的征兆，排除器质性疾病后可通过按摩进行调理。

一、病因病机

呃逆的发生，主要是胃气上逆而致。胃处中焦，上贯胸膈，以通降为顺，若胃失和降，膈间气机不利，胃气上逆动膈而为呃逆。呃逆之病位在膈，病变的关键脏腑在胃，还与肝、脾、肺、肾诸脏腑有关。

呃逆有虚实之分，实证多为寒凝、火郁、气滞、痰阻，胃失和降；虚证每由脾肾阳虚，或胃阴耗损等正虚气逆所致。

（一）胃中寒凉

饮食不节，过食生冷则胃寒，胃失和降，膈间气机不利，胃气上逆动膈。

（二）胃中燥热

饮食不节，过食辛辣则胃热，胃失和降，膈间气机不利，胃气上逆动膈。

（三）气郁痰阻

情志郁怒，久则化火动肝，肝气上逆则犯胃，或久病脾阳衰惫，痰浊中阻，胃失和降，膈间气机不利，胃气上逆动膈。

（四）胃阴亏虚

胃阴被灼，虚火上逆等，可致胃气不降，上逆胸膈，气机逆乱而为呃逆。

（五）正气亏虚

大病久病，正气未复，或吐下太过，虚损误攻等，均可损伤中气，使脾胃虚弱；胃失和降；或胃阴不足，不得润降，致胃气上逆动膈，而发生呃逆。若病深及肾，肾失摄纳，冲气上乘，挟胃气上逆动膈，也可导致呃逆。

二、症状表现

（一）胃中寒凉

呃声沉缓有力，胃脘不舒，得热则减，得寒愈甚，饮食减少，口不渴，舌苔白润，脉迟缓。

（二）胃中燥热

呃声洪亮，连续有力，冲逆而出，口臭烦渴，面赤；舌苔黄，脉滑数。

（三）气郁痰阻

呃逆连声，胸胁胀闷，常因抑郁恼怒发作，情志转舒则稍缓，或时有恶心，饮食不下，头目昏眩，苔薄腻，脉眩滑。

（四）胃阴不足

呃声短促而不得续，口干咽燥，烦躁不安，不思饮食，或食后饱胀，大便干结，舌红，苔少干，脉细数。

（五）正气亏虚

呃声低沉无力，气不得续，手足不温，食少困怠，面色苍白；舌淡苔白，脉细弱无力。

三、按摩方法

（一）胃中寒凉

1. 调理原则

温中祛寒。

2. 按摩方法

延长摩腹时间，加摩气海穴，施振法于中脘部，擦背部两侧膀胱经，以透热为度。

（二）胃中燥热

1. 调理原则

泄热通腑。

2.按摩方法

加摩天枢、大横、腹结穴以泄热，按揉大肠俞、八髎、足三里穴，以酸胀为度。

（三）气郁痰阻

1.调理原则

降气化痰。

2.按摩方法

加按揉中府、云门、膻中、章门、期门穴，按揉肺俞、肝俞穴，每穴按揉半分钟，点按内关、足三里、丰隆穴，以酸胀为度，每穴按揉半分钟。

（四）胃阴亏虚

1.调理原则

滋阴和胃。

2.按摩方法

补脾经，清胃经，脾经用补法，胃经用泻法，促进脾胃润化，泻大肠经，揉二马穴，每穴按半分钟。

（五）正气亏虚

1.调理原则

温补脾胃，和中降逆。

2.按摩方法

延长摩腹时间，加摩气海、关元，使之有温热感；施擦法于背部膀胱经及督脉，加擦关元俞、气海俞、肾俞、命门等穴，以透热为度。

（六）随症加减

1.调理原则

和胃降逆。

2.按摩方法

让婴幼儿仰卧位，操作者坐于右侧，先拿揉缺盆、膻中穴约2分钟，然后按顺时针方向摩腹，摩中脘穴10分钟左右。

让婴幼儿俯卧，操作者坐于右侧，用一指禅推法沿背部膀胱经自上而下推3遍，重点推膈俞、脾俞、胃俞，推约5分钟。

用拇指指端由小儿拇指第一节处向小儿指根方向直推为清胃经，直推 300 次。

推板门，即将小儿的手掌握住，掌心向上，使大鱼际处暴露，按摩时用右手拇指端桡侧从腕横纹处推向拇指指根处 100 次。

掐按内关，即将小儿伸臂仰掌，用拇指或者食指指端按掐按穴位，进行刺激产生酸胀感，以小儿可以耐受为度，掐按 10~20 次。

揉中脘，即将小儿平躺在舒适的床上，用手掌根部着力，在小儿的腹部中脘穴处做环形揉动 50 次。

四、注意事项

民间有用突然惊吓治疗呃逆的方法，虽然可以起到一定的效果，但是不建议用于婴幼儿，以免造成对孩子的惊吓。

呃逆频作时不要让幼儿饮食，以免引起呛咳。

五、预防与护理

（一）婴幼儿呃逆的预防与护理

婴儿的饮食要寒温适宜，定时定量。

少摄入辛辣刺激的食物和过凉的饮料。

呃逆缓解后几天内要婴幼儿吃易消化的食物，以防复发。

（二）提示

身体健康的人也可能发生一过性呃逆，一般可自愈，如症状持续不断，或有加重的征兆，可通过按摩进行调理。按摩对于治疗小儿呃逆的效果较好，可作为首选方法。

第八节 咳嗽

咳嗽是小儿呼吸系统疾患中的一个常见证候，是呼吸道的一种保护性反射动作，外感、内伤所导致的肺失清肃会引发咳嗽。咳嗽常见于多种呼吸道和肺脏病症中，如感冒、肺炎等均可引起咳嗽。

《幼幼集成·咳嗽证治》中有："凡有声无痰谓之咳，肺气伤也；有痰无声谓之嗽，脾湿动也；有声有痰谓之咳嗽，初伤于肺，继动脾湿也。"说明咳嗽虽然是一个证候，但咳和嗽在含义上是不同的，二者多并见，故多通称为"咳嗽"。咳嗽一年四季都可发生，尤以冬春季节为主。一般来说咳嗽可自愈，也有少部分患者反复发作，日久不愈。

一、病因病机

（一）外感咳嗽

肺为娇脏，职司呼吸，其性肃降，上连咽喉而开窍于鼻，外合皮毛，小儿形气未充，肌肤柔弱，卫外功能主身之表，居脏腑之上，外感邪气，首当犯肺。清肃失职，痰液滋生；或感受燥气，卫外功能较差。当风寒或风热外侵，邪束肌表，肺气不宣，气道干燥，咽喉不利，肺津受灼，痰涎黏结，可引起咳嗽。

（二）内伤咳嗽

多因患儿平素体虚，或外感咳嗽，日久不愈，耗伤正气，致肺阴虚损，肺气上逆，或因小儿先天脾胃虚弱，易为乳食所伤，致使脾胃虚寒，健运失职，水湿内停，痰湿内生，上贮于肺，壅阻气道，致使肺气不得宣畅，引起咳嗽。

现代医学认为咳嗽是由于呼吸道炎症、异物或其他物理因素、化学因素刺激呼吸道黏膜，通过咳嗽中枢引起的咳嗽动作。咳嗽是种保护性反射，通过咳嗽可将呼吸道异物或分泌物排出体外。

📖 **阅读卡片**

咳嗽的诊断要点及鉴别诊断

一、诊断要点

一年四季均可发生，冬春季节较多。

外感咳嗽患者多有上呼吸道感染病史，内伤咳嗽多有其他兼症。

实验室检查多有白细胞异常，肺部听诊可闻干、湿性啰音。

重者可见肺部平片异常。

二、鉴别诊断

（一）咽喉炎咳嗽

声音嘶哑，有脓痰，咳出的少，多数被咽下，年龄较大的儿童会说自己咽喉疼痛，年龄较小的儿童常有烦躁、哭闹、拒食等行为。

（二）过敏性咳嗽

持续或反复发作的剧烈咳嗽，多呈阵发性咳嗽，晨起时较明显，活动或哭闹时咳嗽加重，遇到冷空气时会打喷嚏、咳嗽，但痰很少。夜间比白天严重，咳嗽时间长。

（三）吸入异物后咳嗽

先前无咳嗽、流涕、打喷嚏或发烧等症状，突发剧烈呛咳，同时伴有呼吸困难。

二、症状表现

（一）风寒咳嗽

多发于冬春季，咳时有痰，声音沉重、紧闷、不爽，发热，鼻塞，流涕，头痛，舌淡红，苔薄白，脉浮紧，指纹浮红。

（二）风热咳嗽

屡咳不爽，痰黄黏稠，不易咳出，伴发热出汗，鼻流浊涕，咽喉肿痛，大便秘结，小便黄数，舌红，苔薄黄，脉浮数，指纹浮紫。

（三）内伤咳嗽

干咳少痰，久咳不止，手足心热，午后溯热，口渴咽干，食欲不振，形体消瘦，倦怠乏力，舌质红，苔少乏津，脉细数，指纹紫滞。

三、按摩方法

（一）风寒咳嗽

1.调理原则

疏风散寒，宣肺止咳。

2.按摩方法

开天门、推坎宫、揉太阳、推攒竹、清肺经各 200 次，运内八卦、推揉膻中各 100 次，推三关、揉外劳宫、揉掌小横纹、揉擦肺俞各 100 次。

3. 释义

开天门、推坎宫、揉太阳、推攒竹、清肺经可以疏风解表；运内八卦、推揉膻可以宽胸理气，化痰止咳；推三关、揉外劳宫、揉掌小横纹、揉擦肺俞各可以温阳散寒，宣肺止咳。

（二）风热咳嗽

1. 调理原则

疏风清热，化痰止咳。

2. 按摩方法

开天门、推坎宫、揉太阳、推攒竹各 200 次，清肺经、清天河水、退六腑各 200 次，推膻中、揉掌小横纹、揉肺俞各 100 次。

3. 释义

开天门、推坎宫、揉太阳、推攒竹、清肺经可以疏风解表；清肺经、清天河水、退六腑可以清热宣肺；推膻中、揉掌小横纹、揉肺俞可以止咳化痰，宽胸理气。

（三）内伤咳嗽

1. 调理原则

养阴清肺，润肺止咳，健脾化痰。

2. 按摩方法

补脾经、补肺经各 200 次，运内八卦、推揉膻中、揉乳旁、揉乳根、揉中脘、揉肺俞、按揉足三里各 100 次。

3. 释义

补脾经、补肺经可以健脾养肺；推揉膻中、运内八卦可以宽胸理气、化痰止咳；揉乳旁、揉乳根、揉肺俞可以宣肺止咳；揉中脘、按揉足三里可以健脾益胃，运化痰湿。

4. 加减

久咳、体虚、喘促者加补肾经、推三关各 200 次以止咳平喘；阴虚咳嗽加揉上马 200 次，痰吐不利者加揉丰隆、揉天突各 200 次，以滋阴止咳化痰。

四、注意事项

感染性咳嗽需要中西医进行专业治疗，按摩可以起到辅助缓解症状的作用，尤其适用于服药困难的孩子。

过敏性咳嗽患者应积极检测过敏原，尽量远离致敏因素。

五、预防与护理

注意气候变化，注意保暖，防止外邪侵袭。

少食辛辣香燥及肥甘厚味，以防燥伤肺阴。

外邪未解之前，忌食油腻荤腥；咳嗽未愈之前，忌食过咸和过酸的食物。

避免刺激咽喉部。

病后适当休息，多喝水，饮食宜清淡。

第九节 | 哮喘

哮喘是婴幼儿时期常见的呼吸系统疾病，是种反复发作的哮鸣气喘疾病。发作时喘促气急，喉间痰吼哮鸣，呼气延长，严重时以张口抬肩、难以平卧、唇口青紫为特征，常在清晨或夜间发作或加重。本病包括了现代医学的喘息性支气管炎、支气管哮喘等，以冬季或气候变化时易于发作，初发年龄以 1~6 岁多见。大多数患儿在治疗后能够缓解，随年龄增长，大多可以治愈。此病长时间反复发作会影响肺功能，甚至造成肺肾两虚，影响幼儿生长发育，故应当予以重视。

一、病因病机

（一）禀赋不足

先天禀赋不足、脏腑功能失调、脾失健运、肺失清肃导致宿痰停聚于患儿的肺经，痰湿或痰热伏于患儿肺内部，引发哮喘。

（二）感受风寒

由感受风寒、肺虚卫外不固、风寒外邪侵入、痰浊阻于气道所致。

（三）痰饮内停

哮喘之症的主要产生原因是肺系一向有痰饮停聚，当体质虚弱，感受邪气，引起气动痰升，阻塞肺络，导致肺失肃降，呈现痰鸣，喘逆，呼吸困难等症。

（四）变态反应

现代医学认为本病主要是机体过敏所致，过敏原（如花粉、油漆、鱼虾、煤气、细菌等）致使细小支气管平滑肌发生痉挛，产生一系列症状。

此外，过度疲劳、情绪冲动等也为本病的常见诱发因素。

📖 **阅读卡片**

小儿哮喘的诊断要点及鉴别诊断

一、诊断要点

1.常突然发作，发作时喘促、咳嗽、气喘、呼气延长、喉间痰鸣，甚至不能平卧，烦躁不安，口唇青紫。

2.有反复发作病史。

3.发作时肺部出现以呼气相为主的哮鸣音。

4.经抗哮喘治疗可缓解。

二、鉴别诊断

需与肺炎喘嗽相鉴别。哮喘以咳嗽、哮鸣、气喘、呼气延长为主症，多数不发热，常反复发作，多有过敏史，两肺有哮鸣音；肺炎喘嗽以发热、咳嗽、痰壅、气急、鼻煽为主要临床表现，多数发热，两肺多以湿啰音为主。

二、症状表现

（一）风寒袭肺

喘急胸闷，伴有咳嗽，咯痰稀薄，色白多沫，形寒肢冷，舌淡苔薄白，脉浮。

（二）风热犯肺

喘促气粗，咳嗽时痰黄而黏稠，口渴，喜冷饮，胸闷烦躁，出汗，甚则发热面红，舌质红苔黄，脉浮数。

（三）肺脾气虚

反复感冒，喘促气短，言语无力，咳声低弱，自汗畏风，或咽喉不利，面白少华，舌质淡，苔薄白，脉象细软。

（四）肺脾阴虚

咳嗽时发，喘促乏力，咳痰不爽，面色潮红，盗汗，消瘦气短，手足心热，舌质红，苔花剥，脉细数。

（五）脾肾阳虚

喘促日久，呼长吸短，动则喘息更甚，形瘦神疲，气不得续，缺乏食欲，大便溏泻，舌质淡，苔薄白，脉沉细。

三、按摩方法

（一）风寒袭肺

1. 调理原则

温肺散寒，降气平喘。

2. 按摩方法

揉天突、搓摩胁肋各300次，推揉膻中、运内八卦、揉肺俞、清肺经各200次，推三关、揉外劳宫各100次。

3. 释义

揉天突、搓摩胁肋可以降气引痰；推揉膻中、运内八卦、揉肺俞、清肺经可以宽胸宣肺，降气平喘；推三关、揉外劳宫可以温阳散寒。

（二）风热犯肺

1. 调理原则

清热宣肺，化痰平喘。

2. 按摩方法

揉天突、丰隆、搓摩胁肋各300次，揉定喘、推揉膻中、运内八卦、揉肺俞、清肺经各200次，清天河水、揉内劳宫、推小横纹各100次。

3. 释义

揉天突、丰隆，搓摩胁肋可以降气化痰；揉定喘、推揉膻中、运内八卦、揉肺俞、清肺经可以宽胸宣肺，降气平喘；清天河水、揉内劳宫、推小横纹可以清热宣肺解表。

（三）肺脾气虚

1. 调理原则

健脾益气，补肺固表。

2. 按摩方法

揉天突、揉定喘、补脾经、推三关、揉脾俞、揉足三里、补肺经、揉肺俞各 300 次。

3. 释义

揉天突、揉定喘可以降气平喘化痰；补脾经、推三关，揉脾俞、揉足三里可以健脾益气；补肺经、揉肺俞能益肺固表。

（四）脾肾阳虚

1. 调理原则

健脾温肾，固摄纳气。

2. 按摩方法

补肺经、补脾经、补肾经、揉肺俞、揉脾俞、揉肾俞各 300 次，推三关、推揉膻中、揉命门、摩揉丹田、揉足三里各 200 次。

3. 释义

补肺经、补脾经、补肾经、揉肺俞、揉脾俞、揉肾俞可以益肺、健脾、温肾。推三关、推揉膻中、揉命门、摩揉丹田、揉足三里可以温肾补阳，固摄纳气。

（五）肺脾阴虚

1. 调理原则

养阴清热，补益肺肾。

2. 按摩方法

补肺经、补脾经、补肾经、揉肺俞、揉脾俞、揉肾俞各 300 次，清天河水、揉二马、揉三阴交各 200 次。

3. 释义

补肺经、补脾经、补肾经、揉肺俞、揉脾俞、揉肾俞可以补益肺肾；清天河水、揉二马、揉三阴交可以清热滋阴。

四、注意事项

哮喘急性发作时，应及时就医，可采取中西医结合进行治疗。

哮喘缓解期可通过按摩扶正祛邪，起到预防复发、缓解发作频率和发作强度的作用。

过敏性哮喘应及时就医积极寻找过敏原，尽量避开过敏原。

五、预防与护理

（一）婴幼儿哮喘的预防与护理

改善环境，消除诱发哮喘的各种因素，保持环境、衣物、被褥清洁卫生，坚持湿式清扫。

生活规律，避免过度疲劳，预防呼吸道感染，消除鼻咽、口腔的病灶，适当参加体育活动，但运动量应循序渐进，并应得到医生的指导。

除小儿按摩外，也可用中药预防哮喘发作。

（二）提示

治疗哮喘应重视缓解期的扶正治本，小儿按摩可以扶正祛邪，能够很好地改善幼儿体质，增强免疫力，对预防哮喘的发生有较好的作用，又有操作简便、易于被宝宝接受、便于长期坚持，所以是治疗哮喘的重要辅助疗法。同时，本病的治疗应该及时就医，系统治疗，根据西医检查诊断和中医辨证，进行中、西医等多种方法的综合治疗。

第十节 乳蛾

中医称发炎的扁桃体为乳蛾，因扁桃体红肿，形状似乳头或蚕蛾，故得此名。宋代《太平惠民和剂局方》中最早提到乳蛾。中医称扁桃体为喉核，位于喉腔。乳蛾是一对扁卵圆形的淋巴器官，位于扁桃体窝内。乳蛾发一般可分为急乳蛾（急性化脓性扁桃体炎）、慢乳蛾（慢性扁桃体炎）、烂乳蛾（扁桃体周围炎及脓肿）。

一、病因病机

（一）风热外袭

气候骤变，寒热失调，肺卫不固，风热邪毒从口鼻侵入，而咽喉为肺胃之门，故风热邪毒首先袭于咽喉，或袭于肺部，循经上犯，结聚咽喉，气血壅滞而发病。

（二）肺胃热盛

外邪未解传入于里，或素体蕴热，蕴结肺胃，致肺胃热毒炽盛，火热上攻咽喉，搏结于喉核，灼腐肌膜而发本症。

（三）阴虚火旺

多因风热乳蛾或温病之后余毒未清，邪热耗伤肺阴，或因素体阴虚，加之劳倦过度，肾阴亏损，虚火上炎，熏蒸喉核，发为本病。

二、症状表现

乳蛾以咽部疼痛、扁桃体充血、肿胀化脓为主要表现。

（一）风热外袭

咽部疼痛，吞咽时痛感加重，咽部干燥，有灼热感，发热，头痛鼻塞，舌边淡红，苔薄白，脉浮数。风热外袭为炎症侵及扁桃体黏膜及其表浅组织，全身和局部症状均较轻。

（二）肺胃热盛

咽喉疼痛剧烈，痛感延至耳根及颌下区域，吞咽困难，高热，口渴，口臭，腹胀，便秘，舌质红，苔黄厚，脉洪大而数。

（三）阴虚火旺

喉核肿大暗红，咽部干痛，干咳无痰，吞咽有异物感，日久不愈，时常低热，下午加重，大便干结，小便黄且少，舌质红，苔少，脉细数或指纹淡紫。

三、按摩方法

（一）风热外袭

1. 调理原则

疏风清热，利咽消肿。

2. 按摩方法

清肺经 200~300 次，拿肩井 2~5 次，揉天突穴、揉合谷穴各 100 次，清天河水 100~200 次，揉大椎 300 次，揉小天心 20 次，掐十宣各 3~5 次。

3. 释义

清肺经、拿肩井、揉合谷可以清肺解表；揉天突穴可以利咽散肿；清天河水可以清热解表、宣肺除烦；揉大椎可以缓解项强，解表清热；揉小天心可以清热泻火；掐十宣可以清热、醒脑、开窍。

（二）肺胃热盛

1. 调理原则

泻热解毒，利咽消肿。

2. 按摩方法

清胃经 200~300 次，清肺经 200~300 次，清大肠 100~200 次，清天河水 100~200 次，推三关 200~600 次，退六腑 200 次，揉天突穴、按揉照海穴各 100 次。

3. 释义

清胃经、清肺经可以清肺胃积热；清大肠可以清利肠腑，除湿热，导积滞；清天河水，推三关，退六腑可以泻热解毒；揉天突，按揉照海可以利咽消肿。

（三）阴虚火旺

1. 调理原则

健脾益气，补肺固表。

2. 按摩方法

清肺经 200~300 次，清天河水 100~200 次，推三关 200~600 次，补肾经 150 次，按揉三阴交穴、照海穴、太溪穴各 100 次。

3. 释义

清肺经、清天河水可以清热解表、宣肺除烦；推三关可以补气行气、温阳散寒；补肾经可以补益肾元；按揉三阴交穴、照海穴、太溪穴可以引火归元。

四、注意事项

乳蛾多见于病毒性或者细菌性感染，如果是很明显的发炎甚至化脓，需要进行抗感染治疗，同时配合按摩手法。

患扁桃体急性炎症应及时治疗，以免后期变成慢性炎症。

如婴幼儿出现发热、精神差等情况，应及时就医。

五、预防与护理

（一）婴幼儿乳蛾的预防与护理

发病时让婴幼儿充分休息，保持室内空气流通与湿润。

多喝温开水，补充体内水分，忌食辛辣刺激的食物。

保持口腔清洁，吃东西后要漱口，可坚持用淡盐水漱口。

平时注意适当运动，增强体质，防止复发。

（二）提示

婴幼儿扁桃体炎是婴幼儿的常见病。扁桃体是呼吸道的第一道免疫屏障，它的防御能力有限，当吸入的病原微生物数量较多或病毒较强时，容易引起炎症，表现为发热、畏寒、咽痛等症状。按摩相关穴位可以清热消肿，缓解炎症，如症状较为严重，应配合专业的中、西医进行治疗。

第十一节 小儿肌性斜颈

小儿肌性斜颈，也称先天性肌性斜颈，是一侧胸锁乳突肌纤维性挛缩缩短导致的，颈部向一侧表现为偏斜，同时伴有脸部发育不对称的现象。如患者在早期进行正确有效按摩。

本病治疗越早，效果越好，婴儿期积极采用保守按摩治疗，疗效很好，适用于不满半周岁的婴儿，以防止肌纤维挛缩。

1岁后，可采用手术进行治疗。一般来说，3岁以上的患病幼儿患面部畸形，后期难以完全恢复正常。

一、病因病机

（一）发病原因

病因不详，可能和下列因素有关。

分娩时被损伤，一侧胸锁乳突肌因产伤出血，形成血肿后机化，继而挛缩。

宫内胎位不正，使一侧胸锁乳突肌承受过度的压力，导致局部缺血，继而过度退化，被纤维结缔组织所取代。

因产伤感染无菌性炎症，导致肌肉退行性变和瘢痕化，形成斜颈。

与出生时胸锁乳突肌内静脉的急性梗阻有关。

（二）发病机制

发病机制尚不清楚，主要有以下几种可能。

宫内压迫学说：胎儿在宫内胎位不正，被压迫所致。

血运受阻学说：供应胸锁乳突肌的动静脉支闭塞引起肌肉的纤维化。

遗传学说：约1/5的患儿有家族病史，且伴有其他部分的畸形。

产伤学说：臀位产导致的发病率也很高。

二、症状表现

婴儿出生1个月后，发现一侧胸锁乳突肌有梭形肿块，较硬、不活动，5个月后逐渐消退，胸锁乳突肌纤维性萎缩变短，呈条索状。牵扯拉枕部由偏向患侧下颌转向健侧肩部，面部健侧饱满，患侧变小，眼睛不在一个水平线，严重者会有颈椎侧凸、畸形的症状。

📖 阅读卡片

小儿肌性斜颈诊断要点与鉴别诊断

一、诊断要点

1.患儿头倾向患侧，颜面转向健侧。

2.头与面部产生继发性畸形，患侧颜面部较健侧颜面部小。

3.触诊时在患侧胸锁乳突肌内可发现硬而无痛的梭形肿物。

4.排除脊柱畸形引起的骨性斜颈、视力障碍代偿姿势性斜颈和颈部肌麻痹导致的神经性斜颈。

二、鉴别诊断

（一）神经性斜颈

颅后窝有肿瘤，脊髓空洞，伴有阵发性斜颈，同时有运动功能障碍、反射异常、颅内压升高或 MRI 显示脑干位置下降等症状。此外，颈部运动时受限，伴有疼痛、斜视、眼球震颤、眼外肌麻痹、肌肉僵硬、过度兴奋等体征。

（二）眼性斜颈

多为先天性斜视，眼球外上方肌肉麻痹导致斜颈。通常在婴幼儿出生9个月以后，病儿能坐稳后才能诊断，纠正斜视会导致斜颈症状的出现。矫正眼肌失衡后，斜视消失。

（三）骨性斜颈

先天性短颈综合征有颈部姿势异常和颈部活动受限的现象。

（四）婴儿良性阵发性斜颈

婴儿期偶见，每次发作时间自几分钟至数天不等，同时伴有躯体侧弯的症状，发病，原因不明，有时发作停止后出现共济失调，有可能与小脑功能异常有关。

三、按摩方法

1.调理原则

舒筋活血，软坚消肿，理筋整复。

2.按摩方法

用手指对挛缩的胸锁乳突肌进行柔和地捻散、捋顺，边揉边捻，每次15分钟，每日2~3次，动作要轻柔。

3. 释义

对胸锁乳突肌进行柔和按摩可以通经络、活气血，使轻度挛缩的胸锁乳突肌逐渐得到舒展，头颈姿势恢复正常。

四、注意事项

（1）先天性肌斜颈与其他原因所致的斜颈不同。（如骨性斜颈、颈部炎症、眼肌异常）

（2）及时发现，及时治疗。一般在出生 3 个月以内开始治疗为佳。当肿块消失后，应继续推拿，直至颈部活动正常为止。

（3）按摩对 1 岁以上的患儿无效，可考虑手术矫正。

（4）还应注意斜颈患儿是否伴有其他先天畸形，如先天性髋关节脱位（可去医院拍双侧髋关节 X 线加以确诊）。

（5）不宜过早直抱婴幼儿，防止其产生姿势性斜颈。

五、预防与护理

沙袋固定：让婴儿仰卧于床上，脸朝向患侧，枕部朝向健侧，用沙袋或米袋固定，让头保持以上体位。

牵拉：持续将头牵向健侧，每日做 30~50 次，可分次做。做时把患儿平放于床上，父母用双手按住头，将其下颌转向患侧肩部（即颈部包块处），转过去之后停顿 1 分钟左右，让肌肉处于拉长伸展状态，手法要轻柔，不能用暴力。

体位疗法：照料者要根据不同的病变位置选择喂奶和睡觉时的位置关系。如孩子是右侧斜颈，就要在喂奶和睡觉时把孩子放于照料者的左侧，反之亦然。

|第十二节|遗尿症

遗尿是指 3 岁以上的婴幼儿在睡眠中不知不觉地小便自遗，直到醒后方觉的一种病症，多见于 10 岁以下儿童。3 岁以下儿童，因为脑髓未充，智力未健，或正常的排尿习惯尚未养成，所以尿床不属于病理现象。遗尿必须及早治疗，如拖延太久，就会影响儿童的身心健康，影响发育。

一、病因病机

（一）先天不足

儿童遗尿，多为先天肾气不足、下元虚冷所致。《诸病源候论》曰："遗尿者，此由膀胱虚寒，不能约水故也。"肾主闭藏，开窍于二阴，职司二便，与膀胱互为表里；如肾与膀胱之气俱虚，不能制约水道，则发生遗尿。

（二）后天失养

脾肺虚损和气虚下陷也会导致遗尿。《金匮翼·小便不禁》云："脾肺气虚，不能约束水道而病为不禁者，《金匮》所谓上虚不能制下者也。"饮食入胃，经脾的运化散精，上归于肺，然后通调水道，下输膀胱，保持正常的排尿功能。肺为水之上源，属上焦，脾为中焦。脾肺气虚，则水道约制无权，易发生遗尿。

> 📖 **阅读卡片**
>
> **遗尿的诊断要点及鉴别诊断**
>
> 一、诊断要点
>
> 发病年龄在3岁以上，夜间不能自主控制排尿，经常尿床。睡眠较深，不易醒，尿常规及尿培养无异常。
>
> 二、鉴别诊断
>
> 白日尿频综合征为儿科常见病，多发于冬、春两季和秋、冬交替时节，患儿每日小便多达数十次，尿急，厕则淋漓不爽，甚至点滴而出，尿时无痛感，入睡后尿量无异常，晚上一般不会尿床，尿常规检查无异常或仅有少许白细胞，大部分患儿因惊吓、紧张患病。

二、症状表现

（一）肺脾气虚

夜间遗尿，日间尿频、量多，经常感冒，面色少华，神疲乏力，纳呆，大便溏薄，舌质淡红，苔薄白，脉沉无力。

（二）肾阳不足

寐中多遗，小便清长，面色苍白，四肢不温，智力较同龄儿稍差，舌质淡，苔白滑，脉沉无力。

（三）心肾不交

梦中遗尿，寐不安宁，烦躁叫嚷，白天多动少静，或五心烦热，形体消瘦，舌质红，苔薄少津，脉细数。

（四）肝经湿热

寐中遗尿，小便量少、色黄，性情急躁，梦多，舌质红，苔黄腻，脉滑数。

三、按摩方法

（一）肺脾气虚

1. 调理原则

健脾益肺，固摄膀胱。

2. 按摩方法

补脾经、补肺经、推三关各 30 次，按揉百会 200 次，揉丹田、擦腰骶部各 100 次。

3. 释义

补脾经、补肺经、推三关可以健脾益气，补肺脾之气虚；按揉百会可以温阳升提；揉丹田、擦腰骶部可以温补肾气，固涩下元。

（二）肾阳不足

1. 调理原则

温补肾阳，固摄膀胱。

2. 按摩方法

补肾经、推三关、揉外劳宫、揉丹田、揉肾俞、揉命门、擦腰骶部各 200 次，按揉百会 100 次。

3. 释义

补肾经、揉丹田、揉肾俞、揉命门、擦腰骶部可以温补肾气，壮命门之火，固涩下元；推三关、揉外劳宫可以温阳散寒，温补肾气，固涩下元；按揉百会可以温阳升提。

（三）心肾不交

1. 调理原则

清心滋肾，安神固摄。

2. 按摩方法

清心经、清小肠、补肾经各 300 次，清天河水、揉二马、捣小天心、揉五指节、揉膀胱俞、按揉三阴交各 200 次。

3. 释义

清心经、清小肠、补肾经可以清心滋肾；清天河水、揉二马可以清热滋阴；捣小天心、揉五指节可以镇心安神；揉膀胱俞、按揉三阴交可以固摄膀胱，通调水道。

（四）肝经湿热

1. 调理原则

清热利湿，泻肝止遗。

2. 按摩方法

清肝经、清心经、清小肠各 300 次，清天河水、揉二马、揉内劳宫、揉膀胱俞、按揉三阴交各 200 次。

3. 释义

清肝经、清小肠、清心经可以清热利湿；清天河水、揉二马、揉内劳宫可以清热滋阴；揉膀胱俞、按揉三阴交可以通调水道，固摄膀胱。

四、注意事项

使儿童养成按时排尿习惯，避免过度疲劳。

对于易遗尿的儿童，要积极治疗并补充营养，注意休息，睡前两个小时之内最好不要饮水，少吃或不吃流质类食物。

夜间入睡后，家长应定时叫其起床排尿。

正常儿童 1 岁以后白天可逐渐控制小便，随其经脉日渐充盛，气血脏腑渐实，排尿和表达均逐步完善。学龄儿童若因白天贪玩过度，精神疲劳，夜间偶发尿床，则不属于病理状态。通过按摩治疗遗尿疗效较好，但还要配合合理的饮食，家长夜间要定时喊醒儿童进行排尿，养成定时排尿的习惯。此外，适当的心理诱导也是必要的。

|第十三节|发热

正常人在体温调节中枢的调控下，机体的产热和散热过程经常保持动态平衡，当机体在致热源作用下或体温中枢的功能障碍时，产热过程增加，散热不能相应的随之增加或减少，就会发热，一般来说口腔温度超过37.5℃就是发热。小儿基础体温是指直肠温度，正常体温范围：肛温≤37.5℃、口温≤37.2℃、腋温≤37℃。以肛温为标准，发热可分为低热（37.5~38.5℃）、中度发热（38.6~39.5℃）、高热（39.6~40.5℃）、超高热（大于40.5℃）。按发热类型可分为稽留热（每日温差＜1℃）、弛张热（38~40℃，每日温差≥2℃）、间隔热（相隔数日再发热）和不规则热，发热时间超过两周为长期发热。

一、病因病机

（一）外感发热

由于小儿形体稚弱，抗邪能力较差，加之不知调节冷热，家长护理不当，易被风寒外邪所侵，邪气侵袭体表，卫外之阳被郁而致发热。

（二）阴虚内热

小儿体质素弱，先天不足、后天营养失调或久病伤阴导致肺肾不足、阴液亏损，引起发热。

（三）肺胃实热

多由于外感误治或乳食内伤，造成肺胃壅实，郁而化热。

（四）气虚发热

由于劳倦过度、饮食失调，或久病失于调理，导致中气不足，阴火内生，引起发热。

📖 **阅读卡片**

发热的分类

一、感染性疾病
急性传染病早期、各系统急性感染性疾病。
二、非感染性疾病
暑热症、新生儿脱水热、颅内损伤、惊厥及癫痫大发作等。

三、变态反应

过敏、注射异体血清、疫苗接种反应，输液、输血反应等。

发热是一种保护机制

发热时体温升高，有些病原微生物的活性就会变低，而人体的免疫系统反应性则会显著增强，包括白细胞计数增加、吞噬细胞和嗜中性粒细胞的杀菌活性增强等。所以发热是人体进化获得的一种对抗病原微生物感染入侵的有益的保护性机制。因此，体温不太高时，可通过多喝水来减少发热带来的不适感。在体温没有超过38.5℃时可尽量选择小儿推拿、物理降温的方式控制体温，如小儿体温超过39℃则可能引起头晕、惊厥、休克，甚至严重后遗症，故应及时就医。

二、症状表现

（一）外感发热

偏于风寒者可见发热、恶风寒、头痛、无汗、鼻塞、流涕、舌质淡红、苔薄白、脉浮紧、指纹鲜红；偏于风热者可见发热、微汗、口干、鼻流黄涕、苔薄黄、脉浮数、指纹红紫。

（二）肺胃实热

高热，面红，气促，不思饮食，便秘烦躁，口渴，舌红苔燥，脉数有力，指纹深紫。

（三）阴虚发热

午后发热，手足心热，形瘦神疲，盗汗，食纳减少，舌红苔剥，脉细数且无力，指纹淡紫。

（四）气虚发热

劳累后发热，低热，语声低微，懒言乏力，动则自汗，食欲不振，形体消瘦或食后即泻，舌质淡，苔薄白，脉虚弱或沉细无力，指纹色淡。

三、按摩方法

（一）外感发热

1. 调理原则

清热解表，发散外邪。

2. 按摩方法

推攒竹、推坎宫、揉太阳各 30 次，清天河水 200 次。风寒者加推三关 200 次，掐揉二扇门 130 次，掐风池 5 次；风热者加推脊 100 次。

3. 释义

清天河水能宣肺清热；推攒竹、推坎宫、揉太阳可疏风解表，发散外邪；风寒者加推三关，掐揉二扇门、掐风池能发汗解表，驱散风寒；风热者推脊可以清热解表。

4. 加减

若有咳嗽、痰鸣、气急的情况，加推揉膻中、揉肺俞、揉丰隆、运内八卦；兼见脘腹胀满、不思乳食、嗳酸呕吐者加揉中脘、推揉板门、分推腹阴阳、推天柱骨；兼见烦躁不安、睡卧不宁、惊惕不安者加清肝经、掐揉小天心、掐揉五指节。

（二）肺胃实热

1. 调理原则

清泻里热，理气消食。

2. 按摩方法

清肺经、清胃经、清大肠各 300 次，揉板门 50 次，运内八卦 100 次，清天河水 200 次，退六腑 300 次，揉天枢 100 次。

3. 释义

清肺经、清胃经、清肺胃可清两经实热，配清大肠、揉天枢可疏调肠腑结滞和通便泻火；清天河水、退六腑可清热除烦；揉板门、运内八卦可理气消食。

（三）阴虚内热

1. 调理原则

滋阴清热。

2. 按摩方法

补脾经、补肺经、揉上马各 300 次，清天河水 200 次，推涌泉 300 次，按揉足三里、运内劳宫各 200 次。

3. 释义

补肺经、揉上马可滋肾养肺、滋补阴液；清天河水、运内劳宫可以清虚热；补脾经、按揉足三里可健脾和胃、增进饮食；推涌泉可引热下行，清退虚热。

4. 加减

烦躁不眠者加清肝经、清心经、按揉百会；自汗盗汗者加揉肾顶、补肾经。

（四）气虚发热

1. 调理原则

健脾益气，佐以清热。

2. 按摩方法

补脾经、补肺经、运内八卦、摩腹、分腹阴阳、揉足三里、揉脾俞、揉肺俞各 200 次，清天河水、清大肠各 100 次。

3. 释义

补脾经、补肺经、运内八卦、摩腹、分腹阴阳、揉足三里、揉脾俞、揉肺俞可以健脾益气；清天河水、清大肠可以清热。

4. 加减

腹胀、纳呆者，加运板门、分推腹阴阳、摩中脘；大便稀溏者，加逆时针摩腹、推上七节骨、补大肠、板门推向横纹；恶心呕吐者，加推天柱骨、推中脘、横纹推向板门、揉右端正。

四、注意事项

按摩的同时可配合物理降温，由于婴幼儿皮肤较薄，不宜使用酒精进行物理降温，可使用温水。

由于发热原因复杂，婴幼儿病情变化快，应密切观察病情，如果病情恶化，应及时就医，以免贻误病情。

五、预防与护理

（一）婴幼儿发热的预防

（1）衣着要凉爽。切忌为小儿添加过多衣被，以既不受凉又能保持皮肤干爽为宜。

（2）居室空气要流通。即便室内有空调或供暖，也不宜紧闭门窗。

（3）适当增加饮水。

（4）注意保持大便通畅。

（二）婴幼儿发热时期的饮食护理

饮食要易消化、富有营养、少量多次，适当饮水，避免婴幼儿因饮食过量而胃肠负担加重。发热时婴幼儿体内各种营养素的消耗均增加，发热又减少消化液产生，再加上婴幼儿的胃肠功能本身就薄弱，婴幼儿的胃肠功能会降低。所以，发热的婴幼儿很容易出现食欲减退、恶心、呕吐、腹痛和腹泻等症状。病程长、持续高热的孩子更应注意补充营养，因此，在每次退热后，精神、食欲好转时家长应及时给孩子加餐，食物要软、易消化、清淡。发热是一种消耗性病症，因此还应给小儿补充含高蛋白的食物，如肉、鱼、蛋等，但不要吃油腻的食物，可吃少量水果。饮水、饮食都要少量多次，切不可暴饮暴食。

（三）提示

按摩对小儿发热的治疗效果较好，应用的同时应针对发热原因来治疗其他相关疾病，密切注意病情变化，可配合物理降温进行治疗。

| 第十四节 | 惊风

惊风是婴幼儿时期一种常见的急重病症，以失去意识、抽搐、牙关紧咬、翻白眼、以及四肢抽动等为主要特征，又称"惊厥"，俗名"抽风"。此病任何季节均可发生，一般以3月龄至6岁的儿童为多见，年龄越小，发病率越高，病情往往比较凶险，变化迅速，甚至会威胁到婴儿的生命。现代医学将惊风称为小儿惊厥。惊风分为急惊风和慢惊风，本节主要讨论急惊风。

一、病因病机

急惊风病因以外感六淫、疫毒之邪为主，偶由暴受惊恐所致。外感六淫皆能导致惊风，尤其是风邪、暑邪、湿热疫疠之气。小儿肌肤薄弱，腠理不密，极易感受时邪，由表入里，邪气嚣张而壮热。热极化火，火盛生痰，甚则入营入血，内陷心包，引动肝风，出现高热神昏、抽风惊厥、发斑吐衄、或正不胜邪、内闭外脱的现象。若饮食不节或误食污染有毒之食物，郁结肠胃，痰热内伏，壅塞不消，气机不利，则郁而化火。痰火湿浊，蒙蔽心包，引动肝风，则高热昏厥，抽风不止，呕吐腹痛，痢下秽臭。小儿神气怯弱，元气未充，不耐意外刺激，若目触异物，耳闻巨声，或暴受惊恐，使神明受扰，则肝风内动，会出现惊叫惊跳，抽搐神昏的症状。

总之，急惊风的主要病因是热、痰、惊、风的相互影响，主要病位在心肝两经。小儿外感时邪，易从热化，热盛生痰，热极生风，痰盛发惊，惊盛生风，后期则发为急惊风。

📖 阅读卡片

急惊风的诊断要点及鉴别诊断

一、诊断要点

1.发病年龄主要为3月龄至6岁的儿童。

2.突然发病，出现昏迷、抽搐，并伴有高热，具有热、痰、风、惊四证，以及抽、搐、颤、掣、反、引、窜、视八候。

3.接触过患疫疠的人或有暴受惊恐史。婴幼儿有高热惊厥史。

4.中枢神经系统感染导致急惊风，脑脊液呈阴性，神经系统有病理性反射，血常规白细胞及中性粒细胞增高。

5.饮食不洁，感染湿热疫疠之邪者，大便有大量红细胞、白细胞、脓细胞及巨噬细胞。

二、鉴别诊断

应与痫病相区分，痫病以突然昏倒、口吐涎沫、肢体抽搐、移时自醒为特点，一般不发热，年长患儿较为多见，多有家族史。脑电图检查可见癫痫波型。

二、症状表现

（一）辨表热、里热

神昏、抽搐为一过性，热退后抽搐自止为表热；高热持续，反复抽搐、神昏为里热。

（二）辨痰热、痰火、痰浊

神昏，高热痰鸣，为痰热上蒙清窍；妄言谵语，狂躁不宁，为痰火上扰清空；深度昏迷，嗜睡不动，为痰浊内蒙心包，隐蔽心神。

（三）辨外风、内风

外风不在肌表，清通宣解即念，若见高热惊厥，为一过性证候，热退惊风可止；内风病在心肝，热、痰、惊、风四证俱全，反复抽搐，神志不清，病情严重。

（四）辨外感惊风

区别时令、季节与原发疾病六淫致病，春季以春温伏气为主，素夹火热，症见高热、抽风、昏迷，伴吐衄、发斑；夏季以暑热为主，暑必夹湿，暑喜归心，其症以高热、昏迷为主，兼见抽风；若热、痰、惊、风四证俱全，伴下痢脓血，则为湿热疫毒，内陷厥阴。

三、按摩方法

（一）急惊风

1. 调理原则

急则治其标，首先开窍镇惊，然后再清热、豁痰、息风。

2. 按摩方法

掐人中、端正、老龙、十宣、威灵各 5 次；拿合谷、肩井、仆参、曲池、承山、委中、百虫各 10 次。

3. 释义

掐人中、端正、老龙、十宣、威灵等开窍镇惊；拿合谷、肩井、仆参、曲池、承山、委中、百虫可以止抽搐。

（二）随症加减

高热者应推三关、退六腑、清天河水；昏迷者应捻耳垂，掐委中；肝风内动者可推天柱骨、推脊、按阳陵泉；痰湿内阻者应清肺经、推揉膻中、揉天突、揉中脘、丰隆、肺俞。

四、注意事项

婴幼儿惊厥发作不会超过两分钟，如果是第一次发作，等发作停止后再去医院治疗。若经治疗后，婴幼儿仍不断抽搐超过 10 分钟，则应立即将其送往医院治疗。

婴幼发生高热惊厥时，一般不会自行咬伤舌头，不要向其口中填塞任何物品，以免造成窒息。

将患儿头部歪向一侧，防止其吸入呕吐物。

保持安静，避免刺激，密切注意病情变化。

五、预防与护理

（一）婴幼儿惊风的预防与护理

平时加强体育锻炼，提高抗病能力。

避免时邪感染，注意饮食卫生，不吃腐败及变质的食物。

按时接种疫苗，避免受到惊吓。

有高热惊厥史的患儿，在外感发热初期要及时降温。

（二）提示

热性惊厥多见于 4 岁以下的儿童，因儿童的神经系统未发育完善，一旦发热超过 40℃，便会出现两眼上翻、斜视、凝视、四肢强直、阵阵抽动的症状，伴有神志不清、大小便失禁等症状。大多数的单纯热性惊厥发作时间不超过两分钟，有时甚至只是几秒钟，不会对大脑产生损害，极少数会持续 15 分钟，小儿惊厥 30 分钟以上会产生神经元缺血病变。若经处理，儿童仍抽搐超过 5 分钟，则应立即送医院治疗，以免抽搐时间过长引发意外或使大脑受到不可逆的损伤。

|第十五节｜夜啼

夜啼是婴儿时期常见的一种睡眠障碍，指小儿经常在夜间烦躁不安、啼哭不眠，间歇发作或持续不已，甚至通宵达旦，或每夜定时啼哭，白天如常，民间俗称"夜哭郎"。本病多见于新生儿及 6 个月内的婴儿。患此症后，持续时间少则数日，多则数月，多数愈后良好。夜啼会影响宝宝和家长的睡眠质量，一定程度上会影响宝宝健康，让照护者感到疲劳。按摩对夜啼的治疗效果较好，故可对夜啼患儿进行按摩调理。

一、病因病机

夜啼是婴幼儿睡眠障碍疾病，多由脾寒、心热、惊恐、食积等引起。

（一）脾寒

常由孕妇素体虚寒或胎儿出生后禀赋不足引发，也可由护理失慎、腹部中寒引起。寒冷凝滞，气机不利。夜属阴，脾为至阴，喜温而恶寒，腹中有寒，故入夜腹中作痛而啼。故寒痛而啼者皆属于脾。

（二）心热

常由孕妇脾气躁急或平素恣食香燥炙热之品引起，火伏热郁，内居心经，胎儿在母腹中感受已偏，出生后又吮母乳，内有蕴热，心火上炎，积热上扰，则心神不安。心主火属阳，故夜见烦躁啼哭。

（三）惊恐

心主惊，心藏神，小儿心气怯弱，智慧未充，若见异常之物或闻特异声响，会引起突然惊恐，惊伤神，恐伤志，则心神不宁、神志不安，在睡眠中发生夜啼。

📖 **阅读卡片**

夜啼的诊断要点及鉴别诊断

一、诊断要点

多见于 6 个月以内的婴幼儿。

白天基本正常，入夜啼哭。

难以查明原因，体格检查及相关检查均正常。

排除因夜间饥饿或尿布潮湿等引起的夜啼。

不是伤乳、发热或其他疾病引起的啼哭。

二、鉴别诊断

（一）疾病引起啼哭

由于一些疾病造成的不适引起啼哭，如腹痛、腹胀、佝偻病、虫病等疾病，可查明原因。

（二）本能性正常反应啼哭

因饥饿，衣被过冷或过热，尿湿，皮肤湿疹、糜烂、虫咬，异物刺激等原因引起，这种哭闹属正常的本能性反应。

（三）不良睡眠习惯引起啼哭

养成某些不良睡眠习惯，如夜间开灯睡觉、成人抱着睡觉或边走边摇晃着哄睡等，一旦改变睡眠条件婴幼儿就会啼哭。

二、症状表现

（一）脾寒

睡喜俯卧，屈腰而啼，下半夜尤甚，啼声低弱，面色青白，四肢欠温，得热则舒，食少便溏，小便清长，舌淡红，苔薄白，脉沉细，指纹淡红。

（二）心热

睡喜仰卧，见灯火则啼哭更甚，烦躁不安，小便短赤，或大便秘结，面赤唇红，舌尖红，苔白，脉数有力，指纹青紫。

（三）惊恐

睡中时作惊惕状，唇与面色青白，紧偎母怀，脉、舌多无异常变化，夜间脉来弦数，指纹色青。

三、按摩方法

（一）脾寒

1. 调理原则

温中健脾，养心宁神。

2. 按摩方法

补脾经、推三关、摩腹、揉中脘各 300 次，揉外劳宫、揉一窝风各 200 次，掐揉小天心、揉百会各 100 次。

3. 释义

补脾经、推三关、摩腹、揉中脘可以温中健脾；揉外劳宫、揉一窝风可以温中散寒，止腹痛；掐揉小天心、揉百会可以宁心安神。

（二）心热

1. 调理原则

清心降火，宁心安神。

2. 按摩方法

清心经、清天河水、清肝经、掐揉小天心、掐五指节各 200 次，揉内劳宫，揉总筋各 100 次。

3. 释义

清心经、清天河水可以清心除烦；清肝经、掐揉小天心、掐五指节可以清热镇静，安神除烦；揉内劳宫、揉总筋可以清心经积热。

（三）惊恐

1. 调理原则

镇静安神。

2. 按摩方法

清心经、捣小天心、掐揉五指节各 200 次，清肝经、清肺经各 100 次，运内八卦、补脾经各 100 次。

3. 释义

清心经、捣小天心、掐揉五指节可以镇静安神；清肝经、清肺经可以安魂定魄；补脾经、运内八卦可以调中健脾。

四、注意事项

判断婴幼夜间啼哭是否由饥恶、寒冷、尿湿等引起，注意分辨婴幼儿啼哭的原因，以免贻误病情。

五、预防与护理

保持卧室安静，养成良好的睡眠习惯，调节室温，避免婴幼儿受凉。

乳母应保持心情舒畅，注意喂养方式，婴幼儿少吃辛辣和不易消化之物。

脾寒夜啼者要注意保暖，心热夜啼环境不宜过暖，惊恐夜啼要保持环境安静。

啼哭是婴幼儿的一种生理活动，饥饿、尿湿、惊吓、寒温不适等都可以导致啼哭，如及时发现原因并处理，啼哭就会停止，则不属于病态。夜啼是指夜间不明原因地反复啼哭，按摩对于夜啼的效果较好，可作为临床首选的治疗方法。必须详细询问病史，仔细检查体格，必要时辅以有关实验室检查，排除外感发热、口疮、急腹症等疾病引起的啼哭，以免贻误病情。

| 第十六节 | 流涎

流涎是指小儿唾液过多而引起口涎外流的一种常见症。多由于饮食不当，如喂养母乳过热，而致脾胃湿热，熏蒸于口，或脾胃虚弱，固摄失职等引起唾液从口内外流而发病。流涎多见于口腔疾患中，如小儿口、咽黏膜炎症等均可引起。本病一年四季都可发生，尤以夏季为多。多见于 1 岁左右的婴儿，常发生在断奶前后。早期推拿治疗效果良好，多数愈后良好，部分会反复发作。本病相当于现代医学的口腔咽黏膜炎等疾病。

中医古籍中对本病有专门记载。《素问·宣明五气篇》中记载："脾为涎。"脾胃虚弱或脾胃湿热或内有虫积，脑瘫或癫痫病发作，均可致口角流涎。

一、病因病机

（一）先天脾虚之涎

先天不足，后天失养，脾胃虚弱，固摄失职，口液外流。

（二）后天脾热之涎

后天喂之母乳过热，或嗜食辛辣之物，以致脾胃湿热，熏蒸于口，流涎不止。现代医学认为，流涎是当患口腔黏膜炎症以及神经麻痹、延髓麻痹、脑炎后遗症等神经系统疾病时，因唾液分泌过多，或吞咽障碍所致。

📖 阅读卡片

流涎的诊断要点及鉴别诊断

一、诊断要点

多见于1岁左右的婴儿，常发生在断奶前后。

口水较多，不自主流出。

出生后4~6个月多为生理性流涎。

排除口腔疾患及神经系统疾患。

二、鉴别诊断

（一）生理性流涎

由于婴儿的口腔浅，不会节制口腔的唾液，口中没有牙齿，舌短而宽，食物刺激后易流口水；第5个月以后，唾液分泌量增加，6个月左右，乳牙萌生，机械性刺激而唾液分泌也增多，以致流涎增多，均属生理现象，不应视为病态。

（二）病理性流涎

腮腺损伤、口腔炎、神经系统疾患等引起。

二、症状表现

（一）脾胃湿热

流涎黏稠，口气臭秽，食欲不振，腹胀，大便秘结或热臭，小便黄赤，舌红，苔黄腻，脉滑数，指纹色紫。

（二）脾胃虚弱

流涎清稀，口淡无味，面色萎黄，肌肉消瘦，懒言乏力，饮食减少，大便稀薄，舌淡，苔薄白，脉虚弱，指纹淡红。

三、按摩方法

（一）脾胃湿热

1. 调理原则

清脾胃湿热。

2. 按摩方法

清脾经、清胃经、清大肠、清天河水各 200 次，掐揉四横纹、掐揉小横纹各 200 次，揉总筋、摩腹各 100 次。

3. 释义

清脾经、清胃经、清大肠、清天河水以清胃之湿热；掐揉四横纹、掐揉小横纹有消胀、散结、调和脾胃之功能；揉总筋能清心火，消口舌生疮之患；摩腹能理气健脾，改善脾胃之功能。

（二）脾胃虚弱

1. 调理原则

健脾益气，固摄升提。

2. 按摩方法

补脾经、补肺经、补肾经各 200 次，运内八卦、推三关、摩腹、揉足三里、揉百会各 100 次，捏脊 30 次。

3. 释义

补脾经、补肺经、补肾经调理先天之不足，益气健脾；运内八卦、推三关能补气行气，助阳散寒；揉百会能固摄升提；摩腹、揉足三里、捏脊能健脾胃、治食，是小儿重要的保健方法。

四、注意事项

乳牙萌生时会对牙龈感觉神经产生机械性刺激，使唾液腺分泌更多唾液，而此时小儿口腔较浅，吞咽反射不灵敏，不能及时将过多的唾液吞下，导致唾液在口腔内不断蓄积而外溢，均属生理现象，不应视为病态。

按摩前应排除口腔疾患及神经系统疾患引起的流涎。

五、预防与护理

不宜用手捏患儿腮部。

患儿下颌部及前颈、胸前部宜保持干燥。

饮食宜清淡，合理膳食，忌食过咸、过酸及辛辣刺激之物。

流涎是生理现象，也是病理现象，需要甄别。按摩治疗流涎的效果较好。

本章小结

本章重点介绍了小儿常见疾病的病因、病机、症状、按摩方法、注意事项及预防与护理要求，重点强调了作为非医学专业的操作者在施行小儿按摩时应当注意的情况，以帮助学生掌握要领、痛苦小的优势，更好地辅助疾病治疗。

基础知识巩固

一、选择题

1. 腹部拘急疼痛，痛处喜暖，得温则舒，遇寒则加，面色苍白，痛甚者，唇色紫暗，肢冷，小便清长，舌淡红，苔白滑，指纹色红见于（　　　）。

A. 寒痛 　　　　　　　　　　B. 伤食痛

C. 虫痛 　　　　　　　　　　D. 虚寒腹痛

2.口干多饮而不喜进食或拒食，皮肤干燥，缺乏润泽，大便多干结，舌苔多见光剥，或光红少津者，质偏红，脉细数是（　　　）导致的。

　　A.脾失健运　　　　　　　　　　　　B.脾胃气虚

　　C.胃阴不足　　　　　　　　　　　　D.肺胃热盛

3.（　　　）不适用于伤食。

　　A.补脾经　　　　　　　　　　　　　B.揉板门

　　C.板门推向横纹　　　　　　　　　　D.横纹推向板门

4.（　　　）不适用于便秘。

　　A.退六腑　　　　　　　　　　　　　B.摩腹

　　C.清大肠　　　　　　　　　　　　　D.推上七节骨

5.喘促气粗，咳嗽痰黄而黏稠，口渴喜冷饮，胸闷烦躁，汗出，甚则发热面红，舌质红苔黄，脉浮数是（　　　）引起的。

　　A.风寒袭肺　　　　　　　　　　　　B.风热犯肺

　　C.肺脾气虚　　　　　　　　　　　　D.肺脾阴虚

二、填空题

1.积滞伤脾型疳积的按摩调理原则是_____。

2.呃逆之病位在_____，病变的关键脏腑在_____，还与肝、脾、肺、肾等脏腑有关。

3.小儿肌性斜颈是一侧_____纤维性挛缩，导致颈部缩短，颈部向一侧编斜畸形，同时脸部发育会受影响。

三、论述题

1.小儿腹泻的病因病机和按摩调理原则是什么，有什么注意事项？

2.小儿腹痛的病因病机和按摩调理原则是什么，有什么注意事项？

3.小儿发热的病因病机和按摩调理原则是什么，有什么注意事项？

📁 典型案例分析

　　本章导入案例中，昊昊的情况属于伤食兼饮冷吐泻后的慢性功能性腹痛腹泻，服用益生菌效果不佳，虽然症状不严重，但迁延日久既会造成宝宝痛苦，又会因影响食欲和生长发育，这种情况非常适合用按摩来改善。《素问·痹论篇》记载："饮食自倍，肠胃乃伤。"小儿脾胃不足，运化乏力，如喂养不当，过食油腻厚味、冷饮等难以消化的食物，皆能使脾胃损伤，运化失职，甚至导致腹泻。辨证属于伤食兼有寒湿，应治以消食导滞，健脾利湿，行气散寒。补脾经、清大肠、摩腹各 300 次，运内八卦、揉板门、推四横纹各 200 次，拿肚角 20 次，揉一窝风、揉外劳宫各 200 次。

✎ **实训操作练习**

1. 在特定的小儿模具上练习手法操作。

2. 两人一组，分别扮演幼儿和操作者，练习治疗以上各种病症的操作手法，熟练后交换角色练习。

附录 婴幼儿按摩经典介绍

明清时期关于小儿推拿的著作繁多，学术特点非常明显：一是有独特的穴位系统；二是特别注重手法操作，强调手法的平稳着实、轻快柔和，强调施术时要灵活熟练、运和自如；三是对于手法补泻的认识，也较前人有了更大的进步；四是在不少著作中，提出了丰富多彩的复合操作法；五是在写作的方式上，对于一些重要内容，多以歌赋形式表达。有小儿推拿治疗体系的奠基之作——《小儿按摩经》；有见解独到、编辑体例完善的、被誉为小儿"推拿最善之本"的《小儿推拿方脉活婴秘旨全书》；有描述小儿推拿八法最为详备的《小儿推拿秘诀》；有推拿与方脉并重的《小儿推拿广意》；有文字凝练、易于记诵的《推拿三字经》等。

一、《小儿按摩经》（节选）

明初四明（即今浙江宁波）陈氏著，该书论述用按摩法治疗婴幼儿的各种疾病，是我国现存最早的小儿按摩专著，是小儿按摩治疗体系的奠基之作。

夫小儿之疾，并无七情所干，不在肝经，则在脾经；不在脾经，则在肝经，其疾多在肝、脾两脏，此要诀也。急惊风属肝木，风邪有余之症，治宜清凉苦寒、泻气化痰。其候或闻木声而惊；或遇禽兽驴马之吼，以致面青口噤；或声嘶啼哭而厥。发过则容色如常，良久复作，其身热面赤，因引口鼻中气热，大便赤黄色，惺惺不睡。盖热甚则生痰，痰盛则生风，偶因惊而发耳。内服镇惊清痰之剂，外用掐揉按穴之法，无有不愈之理。至于慢惊，属脾土中气不足之症，治宜中和，用甘温补中之剂。其候多因饮食不节，损伤脾胃，以泻泄日久，中气太虚，而致发搐，发则无休止，其身冷面黄，不渴，口鼻中气寒，大小便青白，昏睡露睛，目上视，手足瘈，筋脉拘挛。盖脾虚则生风，风盛则筋急，俗名天吊风者，即此候也。宜补中为主，仍以掐揉按穴之法，细心运用，可保十全矣。又有吐泻未成慢惊者，急用健脾养胃之剂，外以手法按掐对症经穴，脉络调和，庶不致变慢惊风也。如有他症，穴法详开于后，临期选择焉。

手法歌

心经有热作痰迷，天河水过作洪池，肝经有病儿多闷，推动脾土病即除。
脾经有病食不进，推动脾土效必应，肺经受风咳嗽多，即在肺经久按摩。
肾经有病小便涩，推动肾水即救得，小肠有病气来攻，板门横门推可通。
用心记此精宁穴，看来危症快如风。胆经有病口作苦，好将妙法推脾土，
大肠有病泄泻多，脾土大肠久搓摩。
膀胱有病作淋病，肾水八卦运天河，胃经有病呕逆多，脾土肺经推即和。
三焦有病寒热魔，天河过水莫蹉跎。命门有病元气亏，脾上大肠八卦推，
仙师授我真口诀，愿把婴儿寿命培。
五脏六腑受病源，须凭手法推即痊，俱有下数不可乱，肺经病掐肺经边。
心经病掐天河水，泻掐大肠脾土全，呕掐肺经推三关，目昏须掐肾水添。
再有横纹数十次，天河兼之功必完，头痛推取三关穴，再掐横纹天河连。
又将天心揉数次，其功效在片时间，齿痛须揉肾水穴，频车推之自然安。
鼻塞伤风天心穴，总筋脾土推七百，耳聋多因肾水亏，掐取肾水天河穴。
阳池兼行九百功，后掐耳珠旁下侧。咳嗽频频受风寒，先要汗出沾手边，
次掐肺经横纹内，干位须要运周环。
心经有热运天河，六腑有热推本科，饮食不进推脾土，小水短少掐肾多。
大肠作泻运多移，大肠脾土病即除，次取天门入虎口，揉脐龟尾七百奇。
肚痛多因寒气攻，多推三关运横纹，脐中可揉数十下，天门虎口法皆同。
一去火眼推三关，一百二十数相连，六腑退之四百下，再推肾水四百完，
兼取天河五百遍，终补脾土一百全。口传笔记推摩诀，付与人间用意参。

观形察色法

凡看小儿病，先观形色，切脉次之。
盖面部气色，总见五位色青者，惊积不散，欲发风候；
五位色红者，痰积壅盛，惊悸不宁；
五位色黄者，食积症伤，疳候痞癖；
五位色白者，肺气不实，滑泄吐利；
五位色黑者，脏腑欲绝，为疾危病。
面青眼青肝之病，面赤心之病，面黄脾之病，面白肺之病，面黑肾之病。

先别五脏，各有所主，次探表里虚实病之由。

肝病主风，实则目直大叫，项急烦闷；虚则切牙呵欠，气热则外生，气温则内生。

心病主惊，实则叫哭，发热饮水而搐，手足动摇；虚则困卧，惊悸不安。

脾病主困，实则困睡，身热不思乳食；虚则吐泻生风。

肺病主喘，实则喘乱喘促，有饮水者，不饮水者；虚则哽气长，出气短，喘息。

肾病主虚无实，目无精光，畏明，体骨重，痘疹黑陷。

以上之症，更当别其虚实症候，假如肺病，又见肝症，咬牙多呵欠者易治，肝虚不能胜肺故也。若目直大叫哭，项急烦闷难治。盖肺久病则虚冷，肝强实而胜肺也。视病之虚实，虚则补其母，实则泻其子也。

阳掌图各穴手法仙诀

掐心经，二掐劳宫，推上三关，发热出汗用之。如汗不来，再将二扇门揉之，掐之，手心微汗出，乃止。

掐脾土，曲指左转为补，直推之为泻，饮食不进，人瘦弱，肚起青筋，面黄，四肢无力用之。

掐大肠，倒推入虎口，止水泻痢疾，肚膨胀用之。红痢补肾水，白多推三关。

掐肺经，二掐离宫起至干宫止，当中轻，两头重，咳嗽化痰，昏迷呕吐用之。

掐肾经，二掐小横纹，退六腑，治大便不通，小便赤色涩滞，肚作膨胀，气急，人事昏迷，粪黄者，退凉用之。

推四横纹，和上下之气血，人事瘦弱，奶乳不思，手足常掣，头偏左右，肠胃湿热，眼目翻白者用之。

掐总筋，过天河水，能清心经，口内生疮，遍身潮热，夜间啼哭，四肢常掣，去三焦六腑五心潮热病。

运水入土，因水盛土枯，五谷不化用之。运土入水，脾土太旺，水火不能即济用之。如儿眼红能食，则是火燥土也。宜运水入土，土润而火自克矣。若口干，眼翻白，小便赤涩，则是土盛水枯，运土入水，以使之平也。

掐小天心，天吊惊风，眼翻白偏左右，及肾水不通，用之。

分阴阳，止泄泻痢疾，遍身寒热往来，肚膨呕逆用之。

运八卦，除胸肚膨闷，呕逆气吼噎，饮食不进用之。

运五经，动五脏之气，肚胀，上下气血不和，四肢掣，寒热往来，去风除腹响。

揉板门，除气促气攻，气吼气痛，呕胀用之。

揉劳宫，动心中之火热，发汗用之，不可轻动。

推横门向板门，止呕吐；板门推向横门，止泻。如喉中响，大指掐之。

总位者，诸经之祖，诸症掐效。嗽甚，掐中指一节。痰多，掐手背一节。手指甲筋之余，掐内止吐，掐外止泻。

阴掌图各穴手法仙诀

自掌至天河穴为上，自天河穴至指头为下。

掐两扇门，发脏腑之汗，两手掐揉，平中指为界，壮热汗多者，揉之即止。又治急惊，口眼歪斜，左向右重，右向左重。

掐二人上马，能补肾，清神顺气，苏醒沉疴，性温和。

掐外劳宫，和脏腑之热气，遍身潮热，肚起青筋揉之效。

掐一窝风，治肚疼，唇白眼白一哭一死者，除风去热。

掐五指节，伤风被水吓，四肢常掣，面带青色用之。

掐精宁穴，气吼痰喘，干呕痞积用之。

掐威灵穴，治急惊暴死。掐此处有声可治，无声难治。

掐阳池，止头痛，清补肾水，大小便闭塞，或赤黄，眼翻白，又能发汗。

推外关，间使穴，能止转筋吐泻。外八卦，通一身之气血，开脏腑之秘结，穴络平和而荡荡也。

手法治病诀

水底捞月最为凉，清心止热此为强，飞经走气能行气，赤凤摇头助气良。黄蜂出洞最为热，阴证白痢并水泻，发汗不出后用之，顿教孔窍皆通泄。按弦走搓摩，动气化痰多，二龙戏珠法，温和可用他。凤凰单展翅，虚浮热能除，猿猴摘果势，化痰能动气。

黄蜂出洞：

大热。做法：先掐心经，次掐劳宫，先开三关，后以左右二大指从阴阳处起，一撮一上，至关中离坎上掐穴。发汗用之。

水底捞月：

大寒。做法：先清天河水，后五指皆跪，中指向前跪，四指随后，右运劳宫，以凉气呵之，退热可用。若先取天河水至劳宫，左运呵暖气，主发汗，亦属热。

凤单展翅：

温热。用右手大指掐总筋，四指翻在大指下，大指又起又翻，如此做至关中，五指取穴掐之。

打马过河：

温凉。右运劳宫毕，屈指向上，弹内关、阳池、间使，天河边，生凉退热用之。

飞经走气：

先运五经，后五指开张一滚，做关中用手打拍，乃运气行气也，治气可用。又以一手推心经，至横纹住，以一手揉气关，通窍也。

按弦搓摩：

先运八卦，后用指搓病人手，关上一搓，关中一搓，关下一搓，拿病人手，轻轻慢慢而摇，化痰可用。

天门入虎口：

用右手大指掐儿虎口，中指掐住天门，食指掐住总位，以左手五指聚住揉斗肘，轻轻慢慢而摇，生气顺气也。又法：自干宫经坎艮入虎口按之，清脾。

猿猴摘果：

以两手摄儿螺蛳上皮，摘之，消食可用。

赤凤摇头：

以两手捉儿头而摇之，其处在耳前少上，治惊也。

二龙戏珠：

以两手摄儿两耳轮戏之，治惊。眼向左吊则右重，右吊则左重；如初受惊，眼不吊，两边轻重如一，如眼上则下重，下则上重。

丹凤摇尾：

以一手掐劳宫，以一手掐心经，摇之。治惊。

黄蜂入洞：

屈儿小指，揉儿劳宫，去风寒也。

凤凰鼓翅：

掐精宁、威灵二穴，前后摇摆之，治黄肿也。

孤雁游飞：

以大指自脾土外边推去，经三关、六腑、天门、劳宫边，还止脾土，亦治黄肿也。运水入土：以一手从肾经推去，经兑、干、坎、艮至脾土按之，脾土太旺，水火不能既济，用之，盖治脾土虚弱。

运土入水：

照前法反回是也。肾水频数无统用之。又治小便赤涩。

运八卦：

以大指运之，男左女右，开胸化痰。

二、《小儿推拿广意》（节选）

《小儿推拿广意》为清代熊应雄著。

调护歌

养子须调护。看承莫纵驰。乳多终损胃。食壅即伤脾。
衾浓非为益。衣单正所宜。无风频见日。寒暑顺天时。

阳掌十八穴疗病诀

脾土　补之省人事。清之进饮食。

肝木　推侧虎口。止赤白痢水泄。退肝胆之火。

心火　推之退热发汗。掐之通利小便。

肺金　推之止咳化痰。性主温和。

肾水　推之退脏腑之热。清小便之赤。如小便短。又宜补之。

运五经　运动五脏之气。开咽喉。治肚响气吼。泄泻之症。

运八卦　开胸化痰除气闷。吐乳食。有九重三轻之法。详见区内。

四横纹　掐之退脏腑之热。止肚痛。退口眼歪斜。

小横纹　掐之退热除烦。治口唇破烂。

运水入土　身弱肚起青筋。为水盛土枯。推以润之。

运土入水　丹田作胀眼睁。为土盛水枯。推以滋之。

内劳宫　属火。揉之发汗。

小天心　揉之清肾水。

门　揉之除气吼肚胀。

天门入虎口　推之和气。生血生气。

指上三关　推之通血气发汗。

中指节　推内则热。推外则泻。

十王穴　掐之则能退热。

阴掌九穴疗病诀

五指节　掐之去风化痰。苏醒人事。通关膈闭塞。

一窝风　掐之止肚疼。发汗去风热。

威宁　掐之能救急惊卒死。揉之即能苏醒。

三扇门　掐之属火。发脏腑之热。能出汗。

外劳宫　揉之和五脏潮热。左转清凉。右转温热。

二人上马　掐之苏胃气。起沉。左转生凉。右转生热。

外八卦　性凉。除脏腑秘结。通血脉。

精宁　掐之能治风哮。消痰食癖积。

附臂上五穴疗病诀

大陵　掐之主吐。

阳池　掐之主泻。

分阴阳　除寒热泄泻。

天河水　推之清心经烦热。如吐宜多运。

三关　男左三关推发汗。退下六腑谓之凉。女右六腑推上凉。退下三关谓之热

足部十三穴疗病诀

脐上　运之治肚胀气响。如症重则周遭用灯火四。

龟尾　揉之止赤白痢泄泻之症。

三里　揉之治麻木顽痹。行间穴同功。

委中　掐之治往前跌扑昏闷。

内庭　掐之治往后跌扑昏闷。

太冲　掐之治危急之症。舌吐者不治。

大敦　掐之治急。惊不止。将大指屈而掐之。

涌泉　揉之左转止吐。右转止泻。

昆仑　灸之治急慢惊风危急等症。咬之叫则治。不叫不治。

前承山　掐之治惊来急速者。

后承山　揉之治气吼发汗者。

推　法

一推坎宫。自眉心分过两旁。二推攒竹。自眉心交互直上。三运太阳。往耳转为泻。往眼转为补。四运耳背高骨。推后掐之。大指并掐。一听会。二风门。三太阳。四在额。五以一指独掐天心下。而后高骨耳珠人中承浆。俱不必太重。此面部常用不易者。

推拿手部次第

一推虎口三关。二推五指尖。三捻五指尖。四运掌心八卦。五分阴阳。六看寒热推三关六腑。七看寒热用十大手法而行。八运肘。

推拿面部口诀

一推坎宫，二推攒竹穴，三运太阳，四运耳背高骨，（廿四下毕掏三十下）五掏承浆一下，六掏两颊车一下，七掏两听会一下，八掏两太阳一下，九掏眉心一下，十掏人中一下。再用两手提儿两耳三下。

此乃推拿不易之诀也。

三、《推拿三字经》

《推拿三字经》为光绪年间（1877年）徐谦光所著，尚未见刊本。青岛市中医院于1958年根据李德修老师收藏多年的抄本油印了数十册，作为学习婴幼儿推拿经验的资料。以下内容选自2009年青岛出版社出版的《三字经派小儿推拿宝典》，作者赵鉴秋。

徐谦光	奉萱堂	药无缘	推拿恙	自推手	辨诸恙
定真穴	画图彰	上疗亲	下救郎	推求速	惟重良
独穴治	大三万	小三千	婴三百	加减良	分岁数
轻重当	从吾学	立验方	宜熟读	勿心慌	治急病
一穴良	大数万	立愈恙	幼婴者	加减量	治缓症
各穴量	虚冷补	热清当	大察脉	理宜详	浮沉者
表里恙	迟数者	冷热伤	辨内外	推无恙	虚与实
仔细详	字廿七	脉诀讲	明四字	治诸恙	小婴儿
看印堂	五色纹	细心详	色红者	心肺恙	俱热症
清则良	清何处	心肺当	退六腑	即去恙	色青者
肝风张	清补宜	自无恙	平肝木	补肾脏	色黑者
风肾寒	揉二马	清补良	列缺穴	亦相当	色白者
肺有疾	揉二马	合阴阳	天河水	立愈恙	色黄者
脾胃伤	若泻肚	推大肠	一穴愈	来往忙	言五色
兼脾良	曲大指	补脾方	内推补	大便闭	外泻详
外泻良	泻大肠	立去恙	兼补肾	愈无恙	若腹痛
窝风良	数在万	立无恙	流清涕	风寒伤	蜂入洞
鼻孔强	若洗皂	鼻两旁	向下推	和五脏	女不用
八卦良	若泻痢	推大肠	食指侧	上节上	来回推
数万良	牙痛者	骨髓伤	揉二马	补肾水	推二穴

数万良	治伤寒	拿列缺	出大汗	立无恙	受惊吓
拿此良	不醒事	亦此方	或感冒	急慢恙	非此穴
不能良	凡出汗	忌风扬	霍乱病	暑秋伤	若上吐
清胃良	大指根	震良连	黄白皮	真穴详	凡吐者
俱此方	向外推	立愈恙	倘泻肚	仍大肠	吐并泻
板门良	揉数万	进饮食	亦称良	瘟疫者	肿脖项
上午重	六腑当	下午重	二马良	兼六腑	立消亡
分男女	左右手	男六腑	女三关	此二穴	俱属凉
男女逆	左右详	脱肛者	肺虚恙	补脾土	二马良
补肾水	推大肠	来回推	久去恙	或疹痘	肿脖项
仍照上	午后恙	诸疮肿	照此详	虚喘嗽	二马良
兼清肺	兼脾良	小便闭	清膀胱	补肾水	清小肠
食指侧	推大肠	尤来回	轻重当	倘生疮	辨阴阳
阴者补	阳清当	紫陷阴	红高阳	虚歉者	先补强
诸疮症	兼清良	疮初起	揉患上	左右揉	立消亡
胸膈闷	八卦详	男女逆	运八卦	离宫轻	痰壅喘
横纹上	左右揉	久去恙	治歉证	并痨症	歉弱者
气血伤	辨此症	在衣裳	人着褡	伊着棉	亦咳嗽
名七伤	补要多	清少良	人穿褡	他穿单	名五痨
肾水伤	分何脏	清补良	在学者	细心详	眼翻者
上下僵	揉二马	捣天心	翻上者	捣下良	翻下者
捣上强	左捣右	右捣左	阳池穴	头痛良	风头痛
蜂入洞	左右旋	立无恙	天河水	口生疮	遍身热
多推良	中气风	男女逆	右六腑	男用良	左三关
女用强	独穴疗	数三万	多穴推	约三万	遵此法
无不良	遍身潮	分阴阳	拿列缺	汗出良	五经穴
肚胀良	水入土	不化谷	土入水	肝木旺	外劳宫
左右揉	久揉良	嘴唇裂	脾火伤	眼胞肿	脾胃恙
清补脾	俱去恙	向内补	向外清	来回推	清补双
天门口	顺气血	五指节	惊吓伤	不计次	揉必良
时摄良	一百日	即无恙	上有火	下有寒	外劳宫
下寒良	六腑穴	去火良	左三关	去寒恙	右六腑

亦去恙　虚补母　实泻子　曰五行　生克当　生我母
我生子　穴不误　治无恙　古推书　身首足　执治婴
无老方　皆气血　何两样　数多寡　轻重当　吾载穴
不相商　少老女　无不当　遵古推　男女分　俱左手
男女同　予尝试　并去恙　凡学者　意会方　加减推
身歉壮　病新久　细思想　推应症　无苦恙

参考文献

[1] 马克·维斯布朗. 婴幼儿睡眠圣经 [M]. 刘丹，译. 南宁：广西科学技术出版社，2011.

[2] 中国就业培训技术指导中心. 育婴员（基础知识）[M]. 北京：中国劳动社会保障出版社，2013.

[3] 黎海芪. 实用儿童保健学 [M]. 北京：人民卫生出版社，2016.

[4] 熊应雄. 小儿推拿广意 [M]. 张建斌，校. 北京：中国中医药出版社，2016.